David Jay Lee

Avaliação de um Conduíte de Orientação Nervosa de Polímero Biomimético

David Jay Lee

Avaliação de um Conduíte de Orientação Nervosa de Polímero Biomimético

ScienciaScripts

Imprint

Any brand names and product names mentioned in this book are subject to trademark, brand or patent protection and are trademarks or registered trademarks of their respective holders. The use of brand names, product names, common names, trade names, product descriptions etc. even without a particular marking in this work is in no way to be construed to mean that such names may be regarded as unrestricted in respect of trademark and brand protection legislation and could thus be used by anyone.

Cover image: www.ingimage.com

This book is a translation from the original published under ISBN 978-3-659-86024-9.

Publisher:
Sciencia Scripts
is a trademark of
Dodo Books Indian Ocean Ltd. and OmniScriptum S.R.L publishing group

120 High Road, East Finchley, London, N2 9ED, United Kingdom
Str. Armeneasca 28/1, office 1, Chisinau MD-2012, Republic of Moldova, Europe
Printed at: see last page
ISBN: 978-620-8-31638-9

ÍNDICE

RESUMO

O tratamento cirúrgico da lesão do nervo periférico continua a ser uma necessidade médica não satisfeita, uma vez que o atual auto-enxerto padrão-ouro está associado a muitos inconvenientes, incluindo um segundo procedimento cirúrgico, morbilidade no local do dador, tamanho inadequado do nervo dador e comprimento limitado do nervo dador. Os condutos de orientação nervosa são uma alternativa promissora ao auto-enxerto que promove o crescimento neuronal e orienta a extensão axonal. Foi concebido um conduto de orientação nervosa utilizando uma mistura de poliureia conjugada com ácido arginilglicilaspártico e policaprolactona contendo microcanais intraluminais com nanofibras alinhadas. O conduto de orientação nervosa foi avaliado num modelo de rato com transecção do nervo ciático de 10 mm. Foram utilizadas avaliações funcionais, electrofisiológicas e histológicas para avaliar a regeneração nervosa do conduto. Embora, em geral, não tenha sido observada uma melhoria estatisticamente significativa na regeneração do nervo para o conduto de orientação do nervo em comparação com o auto-enxerto, o conduto demonstrou consistentemente caraterísticas de recuperação comparáveis, se não melhoradas.

A forma e o conteúdo deste resumo são aprovados. Recomendo a sua publicação.

Aprovado: Daewon Park

AGRADECIMENTOS

I gostaria de expressar a minha gratidão às muitas pessoas que contribuíram para o projeto de investigação e àquelas que estiveram envolvidas no meu desenvolvimento pessoal e profissional. Sem eles, nada deste trabalho teria sido possível.

Gostaria de agradecer ao meu orientador, Dr. Daewon Park, pela sua orientação, paciência e pela oportunidade de trabalhar no seu laboratório. Sob as suas instruções, aprendi competências inestimáveis que serão essenciais para o meu sucesso futuro. O Dr. John Caldwell e a Dra. Karin Payne também têm de ser reconhecidos pela sua visão e ensinamentos ao longo do projeto.

A minha experiência de licenciatura estaria longe de estar completa sem o incentivo e a assistência dos meus colegas de laboratório no Laboratório de Investigação Translacional de Biomateriais, especialmente Melissa Laugher, James Bardill e Anna Laura Nelson. Tenho muita sorte em ter trabalhado com eles e vou apreciar a nossa amizade contínua.

Vários indivíduos também contribuíram para este projeto em vários momentos. A avaliação electrofisiológica não teria sido possível sem a ajuda de Aijun Fontaine. Melissa Card dedicou muito do seu tempo à formação em cuidados com os animais e o Dr. Chris Manuel deu formação para o procedimento cirúrgico.

Gostaria de expressar o meu apreço pela minha família. O meu pai tem-me apoiado ao longo de toda a minha vida e levou-me a ser a pessoa que sou hoje. A minha mãe tem sido uma fonte constante de inspiração e é o exemplo de como quero viver a minha vida. Por último, o meu irmão, que cresceu ao meu lado, desafiou-me continuamente e incentivou-me a tornar-me uma pessoa melhor. Sou verdadeiramente abençoado por ter uma família assim.

LISTA DE ABREVIATURAS

^{1}H NMR	proton nuclear magnetic resonance
aFGF	acidic fibroblast growth factor
ANOVA	analysis of variance
AUC	area under the curve
BDNF	brain-derived neurotrophic factor
bFGF	basic fibroblast growth factor
CAP	compound action potential
CMAP	compound muscle action potential
CNS	central nervous system
CNTF	ciliary neurotrophic factor
DCM	methylene chloride
DMF	N,N-dimethylformamide
DMSO	dimethyl sulfoxide
dPSHU	deprotected poly(serinol hexamethylene urea)
ECM	extracellular matrix
EDC	N-(3-dimethylamino-propyl)-N′-ethylcarbodiimide hydrochloride
EITS	experimental intermediate toe spread
EPL	experimental print length
ESC	embryonic stem cell
ETS	experimental toe spread
FT-IR	fourier transform infrared spectroscopy
GDNF	glial cell line-derived neurotrophic factor
GRGDS	Gly-Arg-Gly-Asp-Ser
HDI	hexamethylene diisocyanate
HFP	1,1,1,3,3,3-hexafluoro-2-propanol
hNSC	human neural stem cell
IACUC	institutional animal car and use committee
IHC	immunohistochemistry
IR	infrared
ISO	international organization for standardization
ITS	intermediate toe spread
MRI	magnetic resonance imaging
MSC	mesenchymal stem cell
MTT	3-(4,5-dimethylthiazol-2-yl)-2,5-diphenyltetrazolium bromide
NF-M	neurofilament-medium
NGC	nerve guidance conduit
NGF	nerve growth factor
NH$_2$	amine group
NHS	N-hydroxysuccinimide
NITS	normal intermediate toe spread
NPL	normal print length
NSC	neural stem cell
NT-3	neurotrophin-3
NT-4/5	neuroprophin-4/5
NTS	normal toe spread

OCT	optimal cutting temperature
PBS	phosphate buffered saline
PCL	polycaprolactone
PGA	polyglycolic acid
PL	print length
PLGA	poly(lactic-co-glycolic acid)
PNI	peripheral nerve injury
PNS	peripheral nervous system
PSHU	poly(serinol hexamethylene urea)
PSHU-RGD	arginylglycylaspartic acid conjugated poly(serinol hexamethylene urea)
RGD	arginylglycylaspartic acid, Arg-Gly-Asp
SEM	scanning electron microscope
SFI	sciatic function index
SNI	sciatic nerve injury
TEM	transmission electron microscopy
TFA	trifluoroacetic acid
TFE	2,2,2-trifluoroethanol
TS	toe spread

Capítulo 1. Introdução

1.1 Visão geral

A lesão de nervos periféricos (LNP) ocorre em 3 % de todos os doentes vítimas de traumatismos [1]. Anualmente, nos Estados Unidos, são gastos 150 biliões de dólares em lesões nervosas e são efectuados mais de 200 000 procedimentos de reparação de nervos periféricos [2,3]. Estas lesões ocorrem frequentemente devido a problemas físicos, incluindo lesões traumáticas, cirurgia ou compressão. A PNI pode também resultar de condições subjacentes, como a autoimunidade, vasculite, doença sistémica (por exemplo, diabetes), cancro (por exemplo, neuropatia paraneoplásica), infeção, disproteinemia (por exemplo, mieloma), toxicidade de medicamentos e doença congénita. A lesão nervosa conduz frequentemente a perda de função, dor, perda sensorial e défices motores. Apesar dos avanços na reconstrução de nervos segmentados após a PNI, a recuperação funcional permanece inadequada.

1.2 Anatomia e fisiologia

O sistema nervoso divide-se em sistema nervoso central (SNC) e sistema nervoso periférico (SNP) (Figura 1.1). O SNC é constituído pela medula espinal e pelo cérebro, enquanto o SNP é constituído por todo o tecido neural fora do SNC. O sistema nervoso periférico é constituído por neurónios sensoriais e neurónios motores que contribuem para a divisão sensorial e a divisão motora, respetivamente.

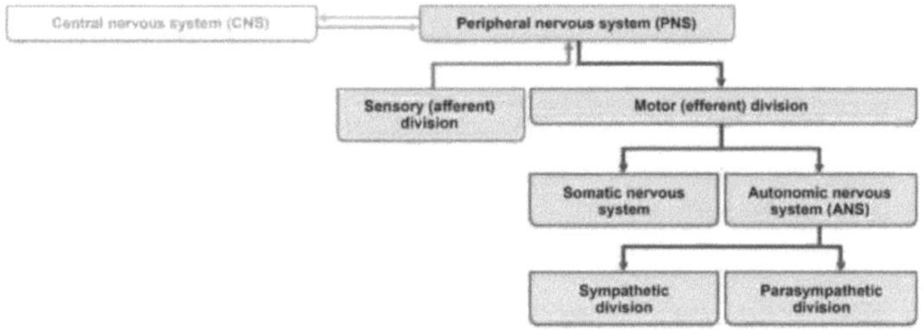

Figura 1.1 A organização estrutural do sistema nervoso. [4]

Os nervos periféricos são constituídos por um corpo celular, dendritos e axónios capazes de propagar impulsos eléctricos denominados potenciais de ação (Figura 1.2). Estes axónios são mielinizados por células de Schwann. Como células gliais primárias do SNP, as células de Schwann formam bainhas de mielina isolantes à volta dos axónios, diminuindo a capacitância da membrana e aumentando a velocidade de condução [5]. Ao longo dos axónios mielinizados encontram-se os nódulos de Ranvier. Estes nós são lacunas na bainha de mielina entre células de Schwann adjacentes e desempenham um papel fundamental na geração de potenciais de ação.

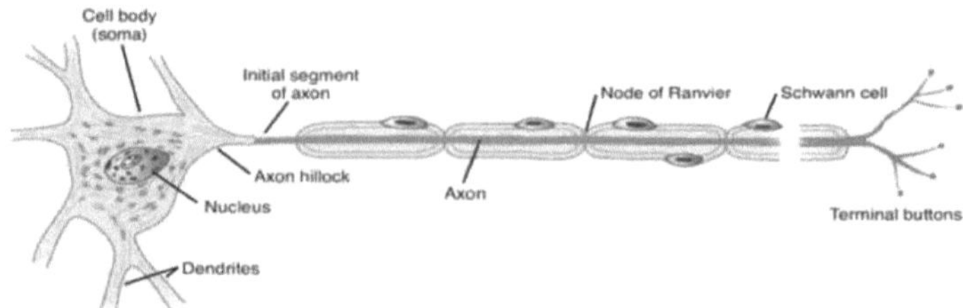

Figura 1.2 A estrutura de um neurónio. [6]

O SNP envia sinais sensoriais aferentes para o SNC (Figura 1.3A). Os receptores sensoriais são activados por estímulos que geram potenciais de ação que desencadeiam impulsos nervosos ao longo do comprimento dos axónios. Estes impulsos atravessam os corpos celulares localizados nos gânglios da raiz dorsal e transmitem a informação sensorial aos núcleos sensoriais localizados na medula espinal. O SNP também pode transmitir sinais motores eferentes aos tecidos e sistemas periféricos (Figura 1.3B). Os corpos celulares dos neurónios motores estão localizados no corno anterior da medula espinal. Quando os comandos motores têm origem nos núcleos motores da medula espinal, a informação motora é transmitida às fibras musculares esqueléticas e lisas.

As fibras nervosas no SNP podem ser classificadas por função, diâmetro da fibra nervosa e velocidade de condução. As fibras Aα e Aβ são maiores (5-20 μm) e são principalmente responsáveis pela propriocepção e mecanorrecepção, respetivamente. As fibras Aδ e C são mais pequenas (0,3-5 μm) e estão associadas à nocicepção e à termorrecepção. A extensão da mielinização varia consoante as fibras nervosas. As fibras Aα e Aβ têm graus mais elevados de mielinização, enquanto as fibras AS são pouco mielinizadas e as fibras C não são mielinizadas. Devido à diferença nos graus de mielinização, as velocidades de condução das fibras nervosas variam, uma vez que a velocidade de condução aumenta com o aumento da espessura da mielina. [6,8]

O nervo periférico é composto pelo endoneuro, perineuro e epineuro que constituem o tecido nervoso (Figura 1.4). Os axónios individuais estão rodeados pelo endoneuro. O endoneuro é constituído por uma matriz colagénica frouxa e fornece nutrientes e proteção aos axónios. Os axónios são agrupados em fascículos mantidos juntos pelo perineuro. O perineuro é composto por tecido conjuntivo mais apertado que envolve os fascículos e contribui para a resistência à tração. Todos os fascículos são envolvidos pelo epineuro. O epineuro contém uma bainha fibrosa resistente que fornece suporte mecânico para os fascículos e vasos sanguíneos. [9,10]

1.3 Classificação das lesões

A PNI pode ser classificada em três descrições patológicas. A neurapraxia ocorre devido a compressão, falta de fluxo sanguíneo ou sofrimento físico ligeiro para o nervo e é caracterizada por degradação e disfunção da mielina. Não se verifica qualquer rutura física do tecido nervoso ou dos axónios e não é necessário qualquer tratamento cirúrgico, uma vez que a função nervosa acaba por ser restabelecida, embora tal possa demorar vários meses. A axonotmese é um grau mais grave de PNI, quando a função motora, sensorial e autonómica é prejudicada devido a esmagamento traumático ou estiramento do nervo. O dano axonal é aparente, mas alguma forma do tecido nervoso permanece intacta, incluindo o perineuro e o epineuro. A intervenção cirúrgica não é normalmente necessária, mas pode ser considerada para remover qualquer tecido cicatricial que se possa ter formado. A neurotmese é a classe mais grave de PNI e é classificada pela transecção completa ou parcial do tecido nervoso e pela rutura axonal. [9,10]

A neurotmese pode ainda ser classificada de acordo com a extensão da lesão. A neurotmese menos grave envolve uma lesão do endoneuro, mas o perineuro e o epineuro estão preservados. A intervenção cirúrgica pode ser considerada. Em casos mais graves de neurotmese, em que apenas o epineuro permanece intacto ou ocorre uma transecção completa, é necessária uma reparação cirúrgica para recuperar a função do nervo. [9,10]

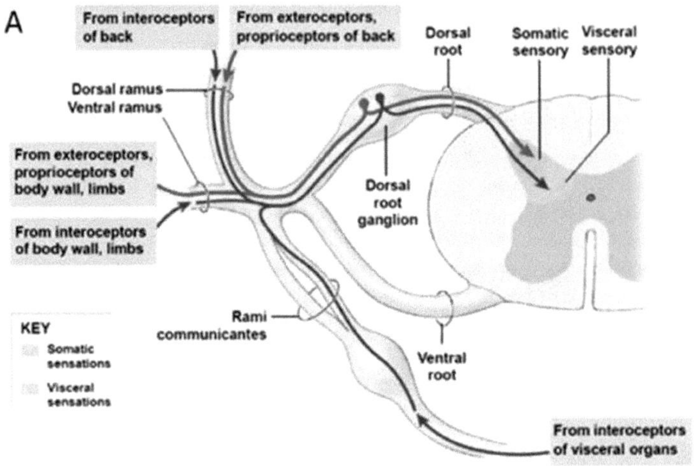

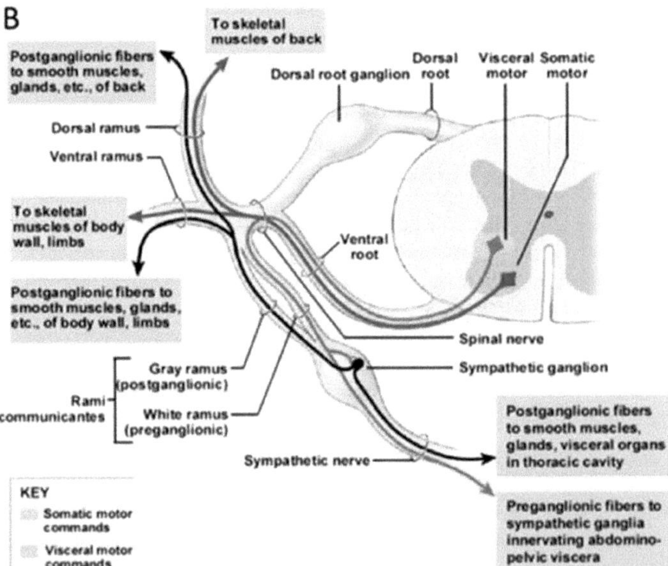

Figura 1.3 Distribuição periférica dos nervos espinhais. (A) o processo de envio de sinais sensoriais aferentes para o SNC, (B) o processo de retransmissão de sinais motores eferentes do SNC para os tecidos periféricos. [7]

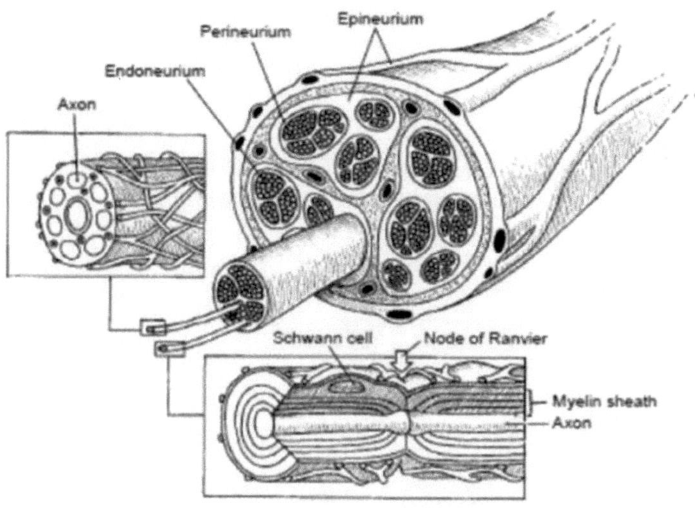

Figura 1.4 Anatomia em corte transversal de um nervo periférico. [9]

1.4 Fisiopatologia

Quando um nervo periférico é transeccionado, o nervo passa por um período de degeneração e posterior regeneração (Figura 1.5). Após a lesão, a degeneração ocorre tanto proximal quanto distalmente por cromatólise. A degeneração traumática é caracterizada pela deterioração do nervo proximalmente, desde o local da transecção até ao próximo nó de Ranvier. 24-48 horas após a lesão, ocorre a degenerescência Walleriana, na qual os axónios e a mielina distal ao local da lesão se decompõem. Durante a degeneração do nervo, as células de Schwann em proliferação, os macrófagos e os monócitos cooperam para remover a mielina e os resíduos axonais, libertar neurotrofinas e orientar os axónios para as sinapses adjacentes. Após a degenerescência Walleriana, formam-se cones de crescimento nas extremidades distais dos axónios em regeneração que consistem em filopódios, permitindo a contração e o alongamento axonais. À medida que os cones de crescimento se formam, as células de Schwann alinham-se longitudinalmente e formam bandas de Bungner que proporcionam um ambiente propício ao crescimento dos axónios em regeneração. [9,11-14]

1.5 Diagnóstico e tratamento do PNI

O diagnóstico da PNI baseia-se em exames neurológicos e físicos, no historial do doente e em exames médicos de rastreio (por exemplo, análises ao sangue). A lesão nervosa pode ser avaliada através de testes de velocidade de condução nervosa, eletromiografia, ressonância magnética (MRI) e biópsias (por exemplo, nervo, pele). Os actuais tratamentos não cirúrgicos da PNI limitam-se à gestão dos sintomas. A dor neuropática pode ser controlada com medicamentos de venda livre para os casos ligeiros, enquanto os medicamentos sujeitos a receita médica são utilizados para os casos mais graves e crónicos. A fraqueza muscular é frequentemente tratada com ajudas mecânicas (por exemplo, aparelhos).

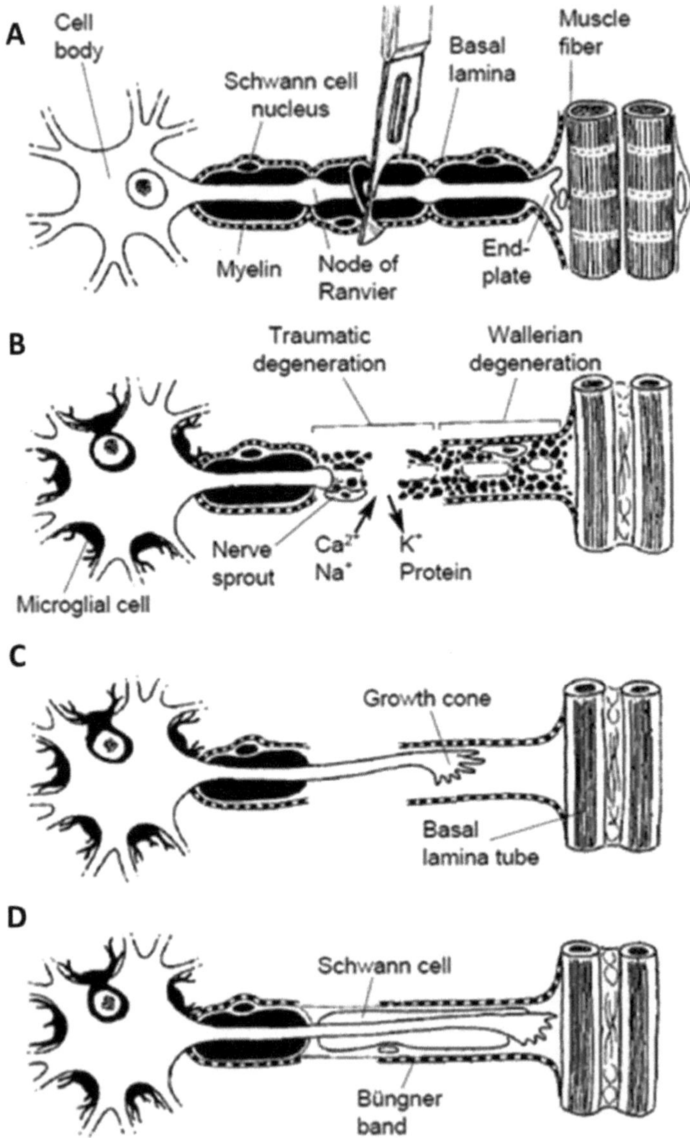

Figura 1.5 Regeneração de nervos periféricos. (A) transecção do nervo, (B) degeneração, (C) regeneração do cone de crescimento, (D) alinhamento das células de Schwann. [9]

1.6 Objetivo do estudo

A intervenção cirúrgica é considerada para casos mais graves de PNI, caracterizados pela transecção do nervo. Para lacunas nervosas mais curtas, é realizada uma neurorrafia que reconecta diretamente os dois cotos nervosos através de sutura. Auto-enxertos, aloenxertos e tubos ocos são utilizados para cobrir lacunas nervosas mais longas. No entanto, as técnicas actuais de intervenção cirúrgica têm limitações clínicas e conduzem frequentemente a uma má recuperação funcional.

A reparação da PNI é uma necessidade médica clinicamente não satisfeita. Devido às limitações e desvantagens associadas à intervenção cirúrgica atual no tratamento da PNI, foi desenvolvido um conduto sintético de orientação do nervo (NGC) para promover a regeneração do nervo. O objetivo deste estudo é avaliar uma estrutura de nanofibras de poli(serinol hexametileno ureia) conjugada com ácido arginilglicilaspártico (PSHU-RGD) e policaprolactona (PCL), previamente descrita [15,16]. A NGC foi caracterizada com sucesso e demonstrou promover a fixação de células e a extensão de neurites in vitro. O objetivo deste estudo foi avaliar a NGC para a regeneração de nervos periféricos num modelo de lesão do nervo ciático de rato (SNI).

Capítulo 2. Antecedentes

2.1 Tratamento da PNI com intervenção cirúrgica

Ao considerar o tratamento, os nervos periféricos transeccionados são abordados de forma diferente, dependendo da gravidade e do comprimento do intervalo induzido pela lesão. Embora tenham sido feitos avanços na instrumentação e na técnica microcirúrgica, todas as opções de tratamento cirúrgico têm grandes desvantagens na sua eficácia de reparação do NIP.

2.1.1 Neurorrafia

A neurorrafia é uma técnica de reparação cirúrgica da PNI que envolve a sutura direta dos cotos nervosos descontinuados. Existem duas abordagens diferentes para a neurorrafia, a reparação epineural e a reparação fascicular agrupada. A reparação epineural envolve a sutura do epineuro das duas extremidades ligadas, enquanto a reparação fascicular agrupada envolve a correspondência e a sutura de grupos fasciculares. Embora o realinhamento dos axónios através do agrupamento de fascículos leve a uma melhor recuperação funcional, a sutura dos fascículos leva a um aumento da cicatrização e a danos nos vasos sanguíneos, impedindo uma recuperação óptima [17]. Embora relativamente bem-sucedida na recuperação da função nervosa, a neurorrafia limita-se a lacunas nervosas mais curtas, não superiores a 5 mm de comprimento [18]. A tensão excessiva sobre o nervo danifica as camadas do tecido nervoso, uma vez que rompe as matrizes do tecido conjuntivo e reduz o fluxo sanguíneo, induzindo necrose e isquemia crónica [19].

2.1.2 Auto-enxertos

Para lacunas nervosas mais longas, os auto-enxertos são considerados o padrão ouro de reparação de PNI [20]. Atualmente, os auto-enxertos oferecem os melhores resultados em termos de regeneração nervosa, mas também estão associados a muitos inconvenientes, incluindo um segundo procedimento cirúrgico, morbilidade no local do dador, tamanho inadequado do nervo dador e comprimento limitado do nervo dador. As fontes comuns de nervo dador são os nervos sural, cutâneo antebraquial medial e cutâneo femoral lateral, uma vez que são facilmente acessíveis e relativamente dispensáveis. Existem vários tipos de autoenxertos, incluindo enxertos simples, em cabo, em tronco e vascularizados.

Um enxerto único é um segmento de um nervo dador que tem um diâmetro semelhante ao das duas extremidades do nervo transeccionado. O enxerto único é restrito a nervos de um determinado diâmetro devido ao número limitado de nervos dispensáveis que seriam semelhantes em diâmetro. Os enxertos em cabo são múltiplos segmentos de nervo dador de menor diâmetro alinhados em paralelo para cobrir espaços de maior diâmetro. Os segmentos múltiplos são mantidos juntos por sutura ou cola de fibrina [21]. Os enxertos de tronco são segmentos de um grande nervo usados para reparar uma lacuna num nervo proximal. No entanto, os enxertos de camião estão associados a uma má recuperação devido à fibrose e à fraca vascularização atribuível à espessura do enxerto [22]. Os enxertos vascularizados são nervos de dadores que são utilizados para cobrir lacunas sem perturbar os vasos sanguíneos que fornecem o nervo. Embora esses enxertos ofereçam uma recuperação superior em áreas que são pouco vascularizadas, a morbidade do local doador é uma grande preocupação [23].

2.1.3 Aloenxertos

Os aloenxertos são obtidos a partir de nervos de cadáveres humanos. A utilização de aloenxertos evita várias das limitações dos autoenxertos, mas a complexidade e o custo da produção de aloenxertos continua a ser um desafio [24]. Além disso, os aloenxertos não são tão eficazes na restauração da função nervosa em comparação com os autoenxertos, devido à sua tendência para provocar uma resposta imunitária. Um aumento da resposta das células T tem sido associado às células de Schwann do dador e requer a utilização de imunossupressores [25].

Para evitar o uso de imunossupressores, os aloenxertos podem ser descelularizados por meio de congelamento-descongelamento, detergentes químicos, degradação enzimática ou irradiação. No entanto, a descelularização provoca a formação de detritos celulares e prejudica o crescimento dos neurónios. Foi demonstrado que os aloenxertos acelulares regeneram os axónios através de espaços de apenas 3 cm [26].

2.1.4 Tubos ocos

Vários tubos ocos biológicos e sintéticos foram desenvolvidos e estão aprovados pela FDA para uso clínico. Embora muitos dos inconvenientes dos auto-enxertos e aloenxertos possam ser evitados através da utilização de tubos ocos, o crescimento dos neurónios tem sido limitado a espaços com menos de 3 cm de comprimento e está associado a uma fraca recuperação funcional [27]. A dispersão aleatória dos axónios regenerados através dos tubos ocos leva a uma reinervação inadequada do alvo.

Estes dispositivos implantáveis são fabricados com materiais não absorvíveis ou biodegradáveis. Os tubos não absorvíveis podem ser fabricados a partir de vários materiais, como o álcool polivinílico e o silicone. Estes tubos são mecanicamente estáveis e facilmente esterilizáveis, mas estão associados à compressão do nervo e à tensão nas áreas suturadas do nervo [27]. Os tubos biodegradáveis podem ser produzidos com materiais naturais ou sintéticos. Os materiais naturais que são produzidos no corpo incluem o colagénio, a quitosana e a fibrina. Embora estes materiais sejam facilmente obtidos e biocompatíveis, a biodegradação completa dos tubos pode demorar até um ano e as variações de lote para lote impedem propriedades consistentes de regeneração do nervo [27,28]. Materiais sintéticos como o ácido poliglicólico (PGA), o ácido poli-lático-co-glicólico (PLGA) e o PCL também podem ser utilizados para fabricar tubos biodegradáveis. Estes tubos têm uma excelente biodegradabilidade, mas muitas vezes não são mecanicamente estáveis, têm baixa solubilidade e produzem produtos indesejáveis da degradação (por exemplo, produtos ácidos) [27,29,30].

2.2 Considerações sobre a conceção da NGC

Devido às limitações associadas aos actuais enxertos nervosos utilizados na reparação de PNI, grande parte da investigação em torno da regeneração nervosa tem-se centrado nas CNGs. Para que um NGC seja uma alternativa clinicamente relevante às técnicas de enxerto actuais, a recuperação funcional tem de ser comparável à do auto-enxerto. As CNG são relativamente bem sucedidas na recuperação da função nervosa em lacunas nervosas mais curtas, mas são incapazes de orientar seletivamente os axónios para o tecido terminal adequado em lacunas mais longas [31].

Ao conceber um NGC para utilização na reparação de PNI, podem ser implementadas várias considerações para promover a regeneração nervosa. Embora nem todas as seguintes caraterísticas do conduto tenham necessariamente de ser incorporadas na conceção final, algumas são frequentemente necessárias devido à fisiologia da extensão axonal. As seguintes caraterísticas da CNG demonstraram promover a regeneração nervosa.

2.2.1 Biocompatibilidade

A biocompatibilidade de um material refere-se à tendência do material para suportar e manter um comportamento celular adequado. No caso dos condutos nervosos, isto inclui permitir sistemas de sinalização molecular e mecânica durante a regeneração, sem apresentar efeitos citotóxicos ou provocar uma resposta imunitária [32,33]. A formação de bandas de Büngner depende fortemente da migração celular e axonal para promover a extensão axonal e, para que um CNG seja considerado biocompatível para o tecido neural, não deve interferir com este processo de cicatrização [34].

2.2.2 Estabilidade mecânica

As NGCs têm de fornecer a resistência mecânica necessária durante os processos de esterilização, implantação e regeneração do nervo. Para evitar infecções, é necessária a esterilização de todos os implantes e as NGCs têm de manter a sua resistência mecânica durante este processo. Durante a implantação, as NGCs devem resistir ao rasgamento das suturas e ter a integridade estrutural quando manuseadas durante o procedimento. A resistência mecânica também tem de ser considerada durante a regeneração do nervo, uma vez que as CNG devem ter uma resistência mecânica comparável à do tecido nervoso nativo. Trata-se normalmente de um equilíbrio entre flexibilidade e rigidez. As CNG não devem colapsar ou quebrar até que o nervo se regenere e possa proporcionar uma ampla estabilidade mecânica, e não devem ser demasiado rígidas, causando compressão ou deslocação. [33]

2.2.3 Semipermeabilidade

A porosidade do NGC é outra consideração de design. A troca de fluidos entre o nervo em regeneração e o fluido circundante é essencial para uma regeneração óptima. As paredes semipermeáveis dos condutos permitem a difusão das trocas gasosas (por exemplo, oxigénio, dióxido de carbono) e de outros nutrientes vitais para a regeneração do nervo para o conduto, ao mesmo tempo que restringem o influxo de células inflamatórias infiltradas para o conduto e a saída de factores neurotróficos para fora do conduto [35]. As dimensões dos poros de 10-38 pm demonstraram produzir uma permeabilidade óptima [36].

2.2.4 Biodegradabilidade

A regeneração nervosa é normalmente limitada devido à toxicidade e às complicações a longo prazo associadas aos NGCs fabricados a partir de materiais que não são biodegradáveis. A utilização de materiais não absorvíveis requer um segundo procedimento cirúrgico após a implantação inicial para remover o NGC depois de se observar alguma regeneração do nervo. Por conseguinte, o interesse em materiais biodegradáveis tem aumentado. [37]

A estabilidade mecânica é uma grande preocupação para os NGCs feitos de materiais biodegradáveis, uma vez que os condutos têm de suportar a tensão mecânica dos tecidos vizinhos sem colapsar enquanto o conduto se está a degradar. Os materiais que se degradam demasiado rapidamente comprometem a integridade estrutural do nervo em regeneração, ao passo que os materiais que se degradam demasiado lentamente conduzem à compressão e à deslocação. Idealmente, o NGC deve permanecer intacto durante o tempo necessário para que os axónios se regenerem através da lacuna nervosa e depois degradar-se gradualmente para minimizar os efeitos indesejáveis. Os produtos de degradação também devem ser considerados. Os materiais biodegradáveis têm frequentemente subprodutos indesejáveis (por exemplo, produtos ácidos).

2.2.5 Funcionalização da superfície

A funcionalização da superfície do lúmen melhora as interações entre o conduto e as células nervosas. As moléculas de adesão celular e os motivos peptídicos curtos que se encontram habitualmente nas proteínas da matriz extracelular (MEC) podem ser incorporados na conceção das CNG para melhorar estas interações entre as células e os condutos. O ácido arginilglicilaspártico (RGD, Arg-Gly-Asp) é um motivo de ligação celular presente na fibronectina, laminina, colagénio e vitronectina que está envolvido em vários processos celulares, incluindo a diferenciação celular, embriogénese, proliferação e expressão genética [38,39]. O mecanismo pelo qual o RGD promove a ligação das células é através do aumento da formação de microfilamentos e da adesão focal [40]. Foi demonstrado que as superfícies revestidas com RGD promovem o crescimento de neurites e aumentam a biocompatibilidade dos implantes [41,42]. Verificou-se que uma densidade de superfície de RGD superior a 4,0 pmol/cm^2 induz a adesão celular, o espalhamento, a formação de contactos focais e a organização do citoesqueleto [43].

As superfícies das NGC também podem ser funcionalizadas para fornecer sinais topográficos para orientar a função celular nos axónios em regeneração. O crescimento axonal ocorre geralmente de forma mais aleatória em termos de direção, dificultando a reinervação em tecidos distantes do local da transecção. Com a introdução de pistas tópicas, os axónios podem ser orientados para se estenderem de forma mais linear, melhorando a extensão dos neurónios a grandes distâncias [44]. Uma estratégia consiste em utilizar fibras alinhadas longitudinalmente para induzir o crescimento linear dos axónios [45]. As fibras alinhadas longitudinalmente também contribuem para uma área de superfície elevada, que é favorável à fixação e ao crescimento das células [46].

2.2.6 Canais intraluminais

Os canais intraluminais também podem ser utilizados para permitir uma maior funcionalização da superfície e para imitar a orientação estrutural dos fascículos nervosos nativos. As NGCs com canais intraluminais permitem uma melhor regeneração do nervo, uma vez que os canais proporcionam uma maior área de superfície para a fixação e migração das células [47]. Estes canais também reduzem a dispersão aleatória dos axónios em regeneração, uma vez que a extensão axonal fica confinada a uma área de superfície restrita quando um axónio em regeneração entra num único canal intraluminal [48].

2.2.7 Enchimentos de lúmen

O alinhamento das células de Schwann e a formação de bandas de Bungner são reduzidos durante o processo de regeneração em lacunas nervosas maiores. Os enchimentos do lúmen fornecem uma matriz de suporte celular que promove o crescimento axonal, uma vez que fornecem pistas topológicas para promover a fixação, proliferação e migração das células de Schwann [32]. Os materiais de enchimento do lúmen podem ser fabricados a partir de materiais biológicos encontrados no corpo (por exemplo, colagénio) ou biomateriais sintéticos (por exemplo, PLGA, PCL) e transformados em várias fibras, géis ou esponjas.

2.2.8 Factores de crescimento

Os factores de crescimento regulam a proliferação celular e a diferenciação de vários tipos de células durante a regeneração nervosa. Durante a regeneração nervosa, o cone de crescimento reage favoravelmente a vários factores de crescimento diferentes que promovem o crescimento axonal, mas como a produção celular destes factores de crescimento diminui após a lesão, o mesmo acontece com a regeneração [49].

Uma das principais classes de factores de crescimento que podem ser utilizados para estimular o crescimento axonal e a regeneração nervosa são as neurotrofinas. As neurotrofinas consistem no fator de crescimento nervoso (NGF), no fator neurotrófico derivado do cérebro (BDNF), na neurotrofina-3 (NT-3) e na neurotrofina-4/5 (NT-4/5), que promovem várias respostas neurais envolvidas na regeneração nervosa. Foi demonstrado que o NGF melhora a regeneração nervosa ao promover a sobrevivência e a diferenciação dos neurónios sensoriais e simpáticos [50]. O BDNF está associado ao aumento da sobrevivência dos neurónios motores, melhorando o crescimento axonal e facilitando a mielinização dos axónios em regeneração [51]. O NT-3 e o NT-4/5 apoiam a sobrevivência, o crescimento e a diferenciação dos neurónios motores e sensoriais e a sua utilização em CGN demonstrou aumentar o número de axónios regenerados, o diâmetro axonal e a espessura da mielina [52].

O fator neurotrófico derivado da linha celular glial (GDNF), o fator neurotrófico ciliar (CNTF), o fator de crescimento de fibroblastos ácidos (aFGF) e o fator de crescimento de fibroblastos básicos (bFGF) são factores de crescimento fora da família das neurotrofinas, mas estão associados a várias funções neurotróficas. O GDNF está associado à sobrevivência dos neurónios e tem demonstrado melhorar a regeneração dos axónios sensoriais e motores [53]. O CNTF foi correlacionado com o aumento da velocidade de condução nervosa motora, das amplitudes do potencial de ação muscular, do diâmetro dos axónios, do número de axónios, do crescimento dos neurónios e da espessura da mielina [54]. aFGF demonstrou aumentar o número de axónios mielinizados em regeneração [55]. bFGF foi associado a um aumento do brotamento axonal e da proliferação das células de Schwann [56].

2.2.9 Células de suporte

As células de Schwann desempenham um papel fundamental na regeneração dos nervos periféricos e podem ser integradas nas CNG através de processos que incluem injecções e sementeira de células. As células de Schwann produzem moléculas ECM essenciais (por exemplo, laminina, colagénio) que fornecem suporte estrutural e adesivo para os axónios em alongamento. As células de Schwann também produzem moléculas neurotróficas que fornecem pistas bioquímicas para a extensão dos neurónios. Embora a incorporação de células de Schwann nas CNG seja benéfica para a extensão axonal, as células de Schwann autólogas são difíceis de obter em grandes quantidades e as células de Schwann alogénicas induzem respostas imunogénicas e a sua utilização requer imunossupressores. [57-59]

A lesão dos nervos periféricos diminui gravemente o número de neurónios saudáveis e uma das estratégias para repor a atividade neuronal tem sido a utilização de células estaminais como células de suporte, incluindo células estaminais embrionárias (CTE), células estaminais neurais (CTN) e células estaminais mesenquimais (CTM) que podem proliferar e sofrer uma rápida expansão celular em resposta a lesões nervosas. As CTE são células pluripotentes que podem diferenciar-se em células neuronais. O ácido retinóico e o NGF estimulam a diferenciação neuronal, o crescimento extenso e conduzem à expressão de moléculas específicas dos neurónios [60]. Verificou-se que as células progenitoras neurais derivadas de CTE implantadas aumentam o crescimento axonal e a reparação dos nervos, uma vez que se diferenciam em células mielinizantes com um fenótipo semelhante ao das células de Schwann [61]. As células progenitoras nucleares são células multipotentes que se podem diferenciar em neurónios. Foi demonstrado que a utilização de NSCs facilita o aumento da atividade electrofisiológica e a regeneração nervosa observada através de exame histológico [62]. As MSC são células estaminais pluripotentes e podem diferenciar-se em neurónios e células mielinizantes [63,64]. A utilização de MSCs em condutas demonstrou apoiar a regeneração nervosa, uma vez que as MSCs se comportam de forma semelhante às células mielinizantes de Schwann [65].

2.2.10 Condutividade eléctrica

A comunicação neural assenta em potenciais de ação gerados na sinapse dos neurónios, que dependem de campos eléctricos. Isto implica que a condutividade eléctrica é importante para promover o crescimento dos neurónios e melhorar a regeneração dos nervos [66]. Foi demonstrado que as NGC produzidas a partir de materiais eletricamente condutores melhoram a migração das células nervosas, uma vez que promovem a desmontagem dos microtúbulos e criam um citoesqueleto neuronal carregado [67]. Foi demonstrado que os sistemas poliméricos baseados em polímeros biodegradáveis e condutores permitem a estimulação local do tecido desejado, a libertação de fármacos controlada no tempo e a estimulação da proliferação e diferenciação das células [68].

2.3 Electrospinning de soluções poliméricas

A electrospinning tornou-se uma técnica comum para a produção de andaimes de nanofibras de polímeros para aplicações biomédicas. Os suportes electrospun têm uma estrutura global porosa, uma elevada área de superfície devido aos pequenos diâmetros das fibras e assemelham-se às redes tridimensionais da MEC dos tecidos e órgãos biológicos [69]. Esta semelhança ambiental é benéfica para a fixação e migração das células, a transdução de sinais e o transporte de nutrientes. Através da electrospinning de soluções poliméricas, podem ser fabricadas estruturas flexíveis e fibrosas com propriedades semipermeáveis ideais que podem interagir bem no sistema biológico [70].

2.3.1 Configuração e processo

O processo de electrospinning requer uma agulha, uma fonte de alimentação de alta tensão e um coletor ligado à terra (Figura 2.1). É utilizada uma bomba de seringa para fazer fluir uma solução de polímero viscoelástico através de uma agulha a um ritmo constante e controlado. Quando é aplicada uma tensão elevada à agulha, a solução polimérica fica altamente electrificada e induz cargas na superfície da solução viscoelástica. A solução viscoelástica na ponta da agulha forma um cone de Taylor e quando as forças electrostáticas ultrapassam a tensão superficial da solução viscoelástica, é ejectado um jato de líquido da ponta da agulha. A repulsão eletrostática das cargas superficiais e a evaporação do solvente esticam o jato líquido até formar uma fibra longa. Devido ao gradiente elétrico entre o jato líquido carregado positivamente e o coletor ligado à terra, as fibras são depositadas no coletor. [71]

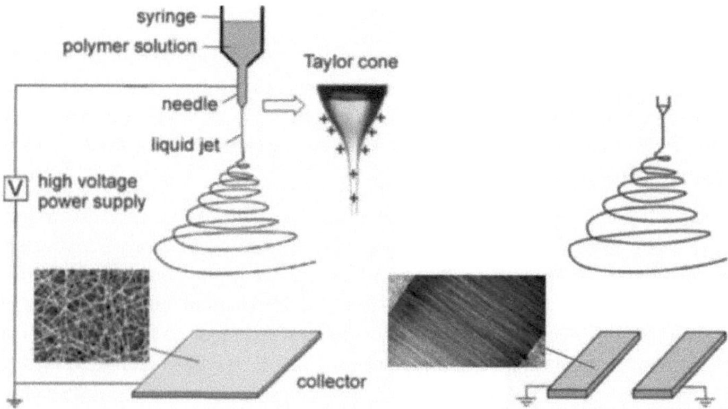

Figura 2.1 Instalação de electrospinning. A disposição das fibras depende do coletor. Os colectores planos resultam numa disposição aleatória das fibras e os colectores de eléctrodos divididos resultam numa disposição alinhada das fibras. [71]

2.3.2 Disposição das fibras

A disposição das fibras electrospun depende da distribuição do campo elétrico do coletor. Apesar de existirem muitos colectores diferentes para controlar a disposição das fibras, normalmente pretende-se obter fibras aleatórias ou alinhadas. A disposição aleatória das fibras pode ser obtida utilizando um coletor plano simples e as fibras alinhadas podem ser obtidas utilizando um coletor de eléctrodos divididos (Figura 2.1). Com a utilização de um coletor plano, a curvatura aleatória está associada às cargas no jato de líquido que são rapidamente dissipadas e depositadas no coletor. Quando se utiliza um coletor de eléctrodos divididos, as cargas no jato líquido induzem cargas opostas entre os eléctrodos colectores e as atracções electrostáticas entre os eléctrodos esticam e alinham as nanofibras através da fenda [72].

2.3.3 Parâmetros

A morfologia e o diâmetro das fibras electrospun dependem de vários parâmetros de electrospinning que envolvem as propriedades intrínsecas da solução de polímero e as condições de funcionamento. As propriedades intrínsecas da solução de polímero incluem viscosidade, concentração, condutividade, tensão superficial e peso molecular do polímero. As condições de funcionamento incluem a intensidade do campo elétrico, a tensão, o caudal, a distância entre a ponta da agulha e o coletor, a temperatura e a humidade.

2.4 Modelo SNI do rato

A regeneração do nervo periférico é mais frequentemente investigada utilizando o modelo SNI para avaliar a função sensorial e motora do nervo. O nervo ciático é o maior tronco nervoso dos mamíferos e o seu grande tamanho permite um acesso cirúrgico fácil e facilita a reparação cirúrgica de lesões nervosas. O nervo ciático divide-se nos nervos tibial, sural e peroneal comum e o local da ramificação terminal tem de ser cuidadosamente considerado. A avaliação das NGCs em modelos de SNI tem sido efectuada em várias espécies animais diferentes, mas mais frequentemente em ratos. O uso extensivo de ratos deve-se ao seu pequeno tamanho e grande disponibilidade, além de serem relativamente fáceis de trabalhar. Como a maioria dos estudos envolvendo o PNI foi modelada usando modelos SNI, os dados de estudos anteriores estão prontamente disponíveis para comparação. Uma vez que a maioria das lesões nervosas relevantes do ponto de vista clínico e cirúrgico se caracteriza por uma transecção, pelo menos parcial, do nervo, o modelo SNI, que consiste na transecção completa do nervo, é ideal para a avaliação da regeneração de nervos periféricos clinicamente relevantes [73].

2.4.1 Avaliação funcional

Um dos métodos de avaliação da regeneração nervosa é a realização de uma avaliação funcional, muitas vezes investigando a função motora. A recuperação funcional dos nervos baseia-se na regeneração dos axónios e na reinervação selectiva do alvo. Como o objetivo clínico da utilização de CNG é restaurar a função do tecido desnervado após a PNI, a avaliação funcional é o método de avaliação mais direto. No entanto, os testes funcionais são muito variáveis.

Um dos testes mais utilizados para avaliar a recuperação da função motora é a análise do trajeto da marcha. Através da análise do percurso da marcha, a função motora é quantificada através de diversas variáveis que são medidas após o registo das pegadas das patas traseiras. O valor quantificado, o índice de função ciática (SFI), é calculado utilizando diversas variáveis medidas que consistem no comprimento da pegada (PL), na extensão dos dedos (TS) e na extensão intermédia dos dedos (ITS) tanto do lado experimental ou enxertado (EPL, ETS, EITS) como do lado contralateral normal (NPL, NTS, NITS) (Figura 2.2, Equação 2.1) [74]. A análise do trajeto da marcha utiliza o aumento da PL, a diminuição da TS e a diminuição da ITS, caraterísticas da perda intrínseca da função muscular [75]. O SFI varia entre valores de 0 e -100, em que 0 indica uma função nervosa normal e -100 indica uma incapacidade total.

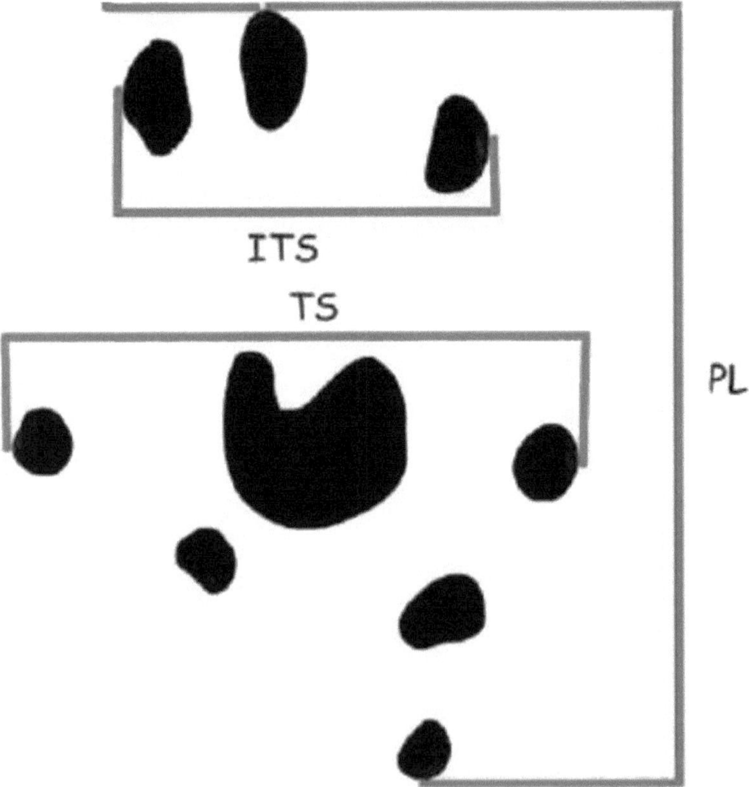

Figura 2.2 Variáveis medidas utilizadas para calcular o IEE na análise de percursos pedestres. [75]

$$SFI = -38.3 \left(\frac{EPL - NPL}{NPL} \right) + 109.5 \left(\frac{ETS - NTS}{NTS} \right) + 13.3 \left(\frac{EITS - NITS}{NITS} \right) - 8.8 \qquad (2.1)$$

Outro método de avaliação da recuperação da função motora é a utilização de uma gravação de vídeo para uma análise da marcha. Existem várias técnicas e variáveis diferentes que podem ser medidas para quantificar a função motora. Uma técnica consiste em medir o ângulo de saída do dedo do pé, o ângulo entre a direção de progressão durante a marcha e a ponta do terceiro dedo. O ângulo de saída do dedo do pé é responsável pelas diferenças biomecânicas da rotação externa do pé traseiro na fase de apoio da marcha [76]. Outra técnica consiste em medir o movimento do tornozelo durante a marcha. Com a lesão do nervo ciático, ambos os ângulos de flexão plantar máxima do tornozelo e de dorsiflexão diminuem. A análise do movimento do tornozelo é uma técnica fiável e sensível que pode ser utilizada para medir diferenças subtis nos ângulos de flexão plantar e dorsiflexão do tornozelo durante a regeneração nervosa [77].

Também foram desenvolvidos métodos estáticos ou em pé para avaliar os défices comportamentais. Uma análise de vídeo da pegada estática utiliza o TS e o ITS enquanto o animal em observação está estático para calcular um valor quantificado, o índice ciático estático [78].

Os parâmetros dinâmicos e estáticos do comportamento e os défices motores também podem ser avaliados simultaneamente. A análise da marcha CatWalk é um teste comportamental para detetar parâmetros dinâmicos e estáticos após a transecção do nervo, utilizando diversas variáveis, incluindo a área de impressão, a intensidade da impressão, a duração da postura e a duração do balanço para avaliar a função do nervo [79].

As avaliações funcionais da função nociceptiva também podem ser utilizadas para avaliar a função nervosa. Um teste que é frequentemente utilizado é o teste de latência do reflexo de retirada. Este teste mede o tempo de retirada após a colocação de uma pata traseira num estímulo de calor, como uma placa quente [80].

2.4.2 Avaliação electrofisiológica

O nervo ciático é constituído por neurónios sensoriais e motores, permitindo a avaliação electrofisiológica dos componentes aferentes e eferentes. Estes testes estudam a condução nervosa sensorial e motora utilizando a eletromiografia e testes de reflexos espinais, induzindo frequentemente potenciais motores e sensoriais. No entanto, quando se considera a relevância clínica, a recuperação da função motora é frequentemente considerada mais significativa do que a função sensorial. [81]

A abordagem mais comum para a avaliação electrofisiológica é a indução de potenciais de ação muscular compostos (CMAPs). Os CMAPs podem ser evocados por estimulação eléctrica proximal e distal ao local da transecção e os potenciais de ação podem ser registados no músculo distal ao local de estimulação, como o músculo gastrocnémio [82].

2.4.3 Avaliação histológica

Embora as avaliações funcionais e electrofisiológicas possam ser utilizadas para avaliar a recuperação funcional da regeneração nervosa, o exame histológico é essencial para complementar estas avaliações. Através da avaliação histológica, a presença de axónios regenerados pode ser diretamente observada e qualquer incidência de inflamação e fibrose pode ser examinada.

A avaliação histológica é mais frequentemente efectuada em secções transversais do nervo regenerado. Isto pode ser feito através da coloração com azul de toluidina em secções de blocos pós-fixados em ósmio e embebidos em resina ou por microscopia eletrónica de transmissão (TEM). O número e o tamanho dos axónios em regeneração e a espessura da bainha de mielina são frequentemente quantificados. A regeneração dos axónios também pode ser observada por imunohistoquímica (IHC). A IHC em secções longitudinais pode ser utilizada para mostrar a regeneração dos axónios ao longo do comprimento do local da transecção.

A avaliação histológica pode ser utilizada para observar alterações morfológicas no tecido desnervado e no tecido durante a reinervação. A coloração com tricrómio de Masson é frequentemente utilizada para corar o músculo gastrocnémio. O diâmetro das fibras musculares e a presença de tecido colagénico e fibrótico podem ser quantificados.

2.4.4 Limitações

Embora o modelo SNI do rato seja um modelo adequado para avaliar a eficácia da NGC in vivo, existem limitações que devem ser consideradas. Devido ao tamanho mais pequeno dos ratos, o comprimento máximo de uma transecção do nervo ciático está limitado a 1,5 cm para um rato adulto. Para estudos que investigam lacunas maiores do nervo, os coelhos e os cães são normalmente utilizados devido ao seu maior tamanho corporal e comprimento do nervo ciático [83]. Outra limitação da utilização de ratos para modelar a SNI é o tempo de vida mais curto dos ratos, o que dificulta a modelação de lesões nervosas mais crónicas.

Outra limitação na utilização de ratos num modelo de SNI é a autotomia. A autotomia é uma das complicações pós-operatórias mais frequentes que surgem nos ratos e varia em termos de gravidade. A perda das unhas dos pés é observada em casos menores, enquanto a perda dos dedos pode ocorrer em casos mais graves. A autotomia pode afetar a avaliação funcional e suscita frequentemente preocupações quanto ao bem-estar dos animais.

Capítulo 3. Trabalhos anteriores

A utilização potencial de PSHU-RGD/PCL para a regeneração de nervos foi previamente examinada.

A citotoxicidade, a viabilidade celular, a proliferação celular, a diferenciação celular, o crescimento de neurites e o desenvolvimento de neurites guiados em cultura de células PC12 foram investigados para o PSHU-RGD [15]. Foi desenvolvido um método de introdução de microcanais intraluminais com nanofibras alinhadas, que promoveu o crescimento neuronal e orientou a extensão axonal, para além de melhorar a fixação, sobrevivência e migração das células em cultura de células estaminais neurais humanas (hNSC) [16].

3.1 Biocompatibilidade

A avaliação da biocompatibilidade foi efectuada de acordo com as diretrizes desenvolvidas pela Organização Internacional de Normalização (ISO) 10993-5, que descreve métodos de teste para avaliar a citotoxicidade in vitro de dispositivos médicos. A citotoxicidade foi avaliada utilizando a linha de células PC12, que é derivada do feocromocitoma do rato e tem uma origem embriológica. As células PC12 diferenciam-se em células que se comportam de forma semelhante aos neurónios, o que as torna um sistema modelo adequado para a diferenciação neuronal.

O extrato de PSHU foi preparado através da incubação de PSHU em meios de cultura de células durante 24 h em condições padrão e filtrado para remover partículas. As células PC12 foram expostas a meios frescos, ao extrato de PSHU ou ao extrato diluído de PSHU e a viabilidade celular foi medida utilizando um ensaio de brometo de 3-(4,5-dimetiltiazol-2-il)-2,5- difeniltetrazólio (MTT) (Figura 3.1). Não foi observada qualquer diferença estatística entre o meio de cultura celular e o extrato de PSHU, o que sugere biocompatibilidade.

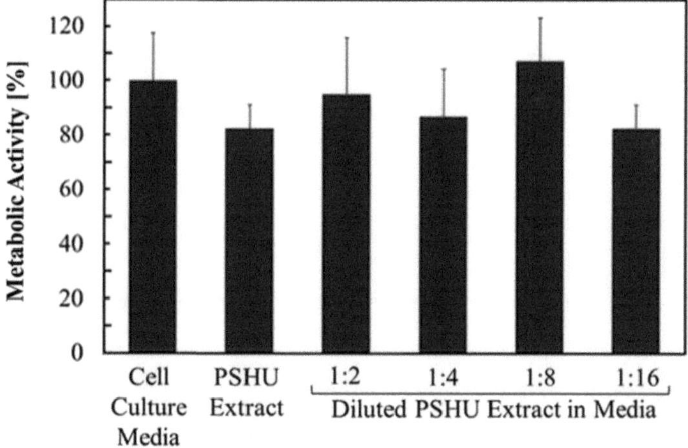

Figura 3.1 Avaliação da biocompatibilidade utilizando células PC12 com viabilidade celular avaliada pelo ensaio MTT. O extrato de PSHU foi preparado através da incubação de PSHU em meios de cultura de células durante 24 h em condições padrão e filtrado para remover partículas. As barras de erro representam um desvio padrão.

3.2 PSHU-RGD e cultura de células PC12

A resposta neuronal ao PSHU-RGD foi examinada através da sementeira de células PC12 em revestimentos de laminina ou PSHU-RGD em meios de cultura celular suplementados com e sem NGF. O NGF foi utilizado como controlo positivo, uma vez que o fator de crescimento induz a diferenciação celular, a montagem de microtúbulos e o crescimento de neurites. Foi observado um aumento da atividade neuronal nas superfícies revestidas com PSHU-RGD em comparação com as superfícies revestidas com laminina (Figura 3.2).

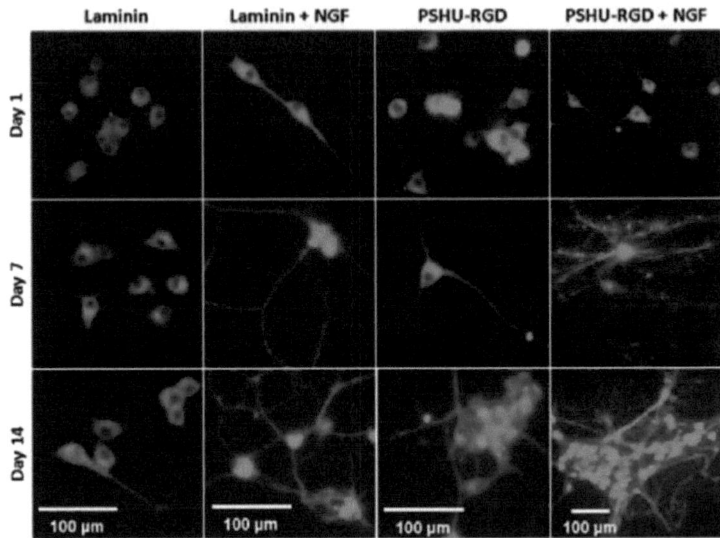

Figura 3.2 Microscopia de fluorescência da resposta neuronal das células PC12 semeadas em superfícies revestidas com laminina ou PSHU-RGD em meios de cultura celular suplementados com e sem NGF. As células PC12 foram coradas com βIII-tubulina e Alexa 488. As barras de escala aplicam-se às colunas respectivas.

A diferenciação celular e o comprimento das neurites foram comparados entre os diferentes revestimentos de superfície, com e sem NGF (Figura 3.3, Figura 3.4). As células diferenciadas foram classificadas como células com pelo menos uma neurite. As células PC12 em superfícies revestidas com laminina apresentaram um crescimento mínimo de neurites ao longo de 14 dias, enquanto as células PC12 em superfícies revestidas com PSHU-RGD apresentaram uma diferenciação celular e um crescimento de neurites significativamente melhores, demonstrando o potencial impacto benéfico da utilização de PSHU-RGD. Quando o NGF foi introduzido nas células PC12 em superfícies de laminina e PSHU-RGD através de suplementação nos meios, desenvolveram-se extensas redes de neurites ao longo de 14 dias.

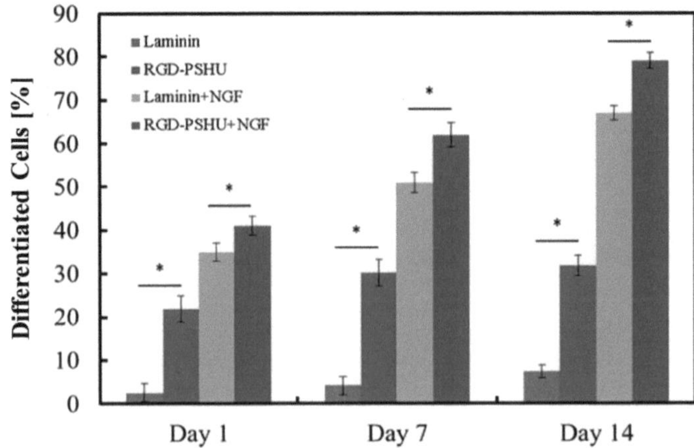

Figura 3.3 Resposta neuronal das células PC12 por diferenciação celular. As células diferenciadas foram

classificadas como células com pelo menos uma neurite. As barras de erro representam um desvio padrão. * indica p < 0,0005.

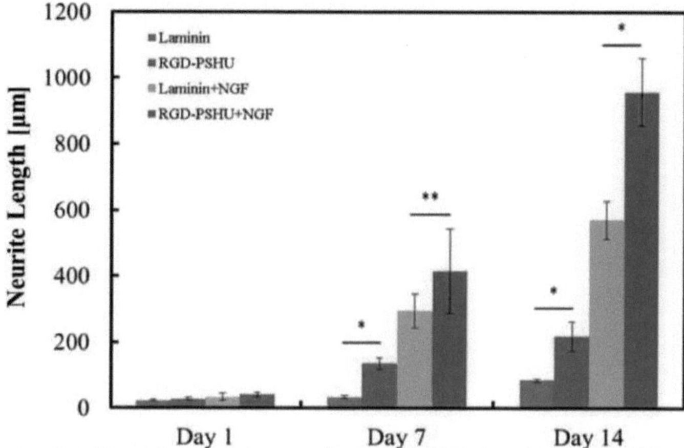

Figura 3.4 Resposta neuronal de células PC12 por comprimento de neurite. As barras de erro representam um desvio padrão. * indica p < 0,001, ** indica p < 0,0005.

Embora a utilização suplementar de NGF em superfícies revestidas com PSHU-RGD tenha revelado o nível mais elevado de diferenciação celular e de comprimento das neurites, a administração de NGF em contextos clínicos continua a ser um desafio. A concentração de NGF no local da lesão deve ser mantida durante o processo de regeneração do nervo, que muitas vezes pode levar longos períodos de tempo [84]. Por conseguinte, é ideal que uma atividade neuronal suficiente possa ser suportada apenas pelo material, como se viu com as células PC12 em superfícies revestidas com PSHU-RGD sem a suplementação de NGF.

3.2 Alinhamento das fibras e cultura de células PC12

A importância do alinhamento das fibras e da extensão guiada das neurites foi investigada através da sementeira de células PC12 em superfícies com alinhamento variável das fibras (Figura 3.5). Os andaimes com disposições aleatórias e alinhadas das fibras foram fabricados por electrospinning e as disposições das fibras foram confirmadas por microscópio eletrónico de varrimento (SEM). As células PC12 semeadas em arranjos de fibras aleatórios apresentaram alta ramificação e neurites de extensão aleatória, enquanto as células PC12 semeadas em arranjos de fibras alinhadas apresentaram baixa ramificação e extensões mais distantes dos corpos celulares ao longo da direção das fibras alinhadas.

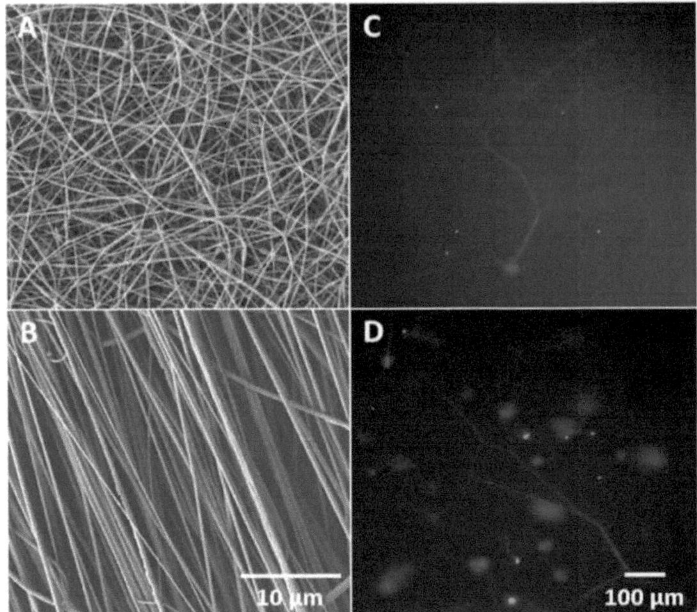

Figura 3.5 Resposta neuronal das células PC12 à disposição das fibras. (A) disposição aleatória das fibras, (B) disposição alinhada das fibras, (C) extensão da neurite na disposição aleatória das fibras, (D) extensão da neurite na disposição alinhada das fibras. As barras de escala aplicam-se às colunas respectivas.

3.3 NGC com nanofibras alinhadas ao longo de canais intraluminais

Foi desenvolvido um método de electrospinning para fabricar NGCs com nanofibras alinhadas ao longo de canais intraluminais utilizando um coletor de eléctrodos divididos a partir de uma solução de polímero misturado de PSHU-RGD e PCL (Secção 5.7, Figura 3.6). A estrutura da conduta PSHU-RGD/PCL assemelha-se muito à estrutura nervosa nativa do perineuro e do epineuro.

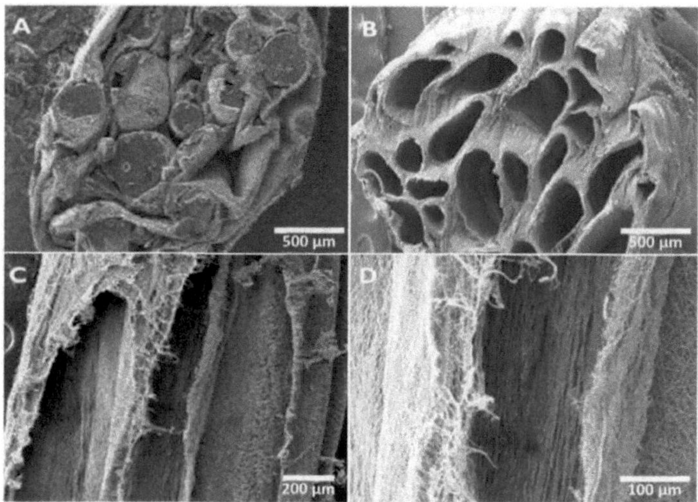

Figura 3.6 Imagens SEM de uma conduta PSHU-RGD/PCL. (A) secção transversal do tubo com fibras de sacarose incorporadas, (B) secção transversal após dissolução das fibras de sacarose, (C-D) secções longitudinais após dissolução das fibras de sacarose.

3.4 Cultura de NGC e hNSC

Foram fabricadas condutas PSHU-RGD/PCL e as hNSCs foram semeadas numa extremidade de cada NGC e a atividade neuronal foi investigada. Os condutos de PCL serviram de controlo negativo, do qual se esperava uma atividade neuronal muito limitada quando semeados com hNSCs. Os condutos de PCL foram construídos de forma semelhante aos condutos de PSHU-RGD/PCL, mas o PSHU-RGD não foi misturado com a solução de PCL durante a electrospinning. As hNSCs semeadas em condutas de PCL foram distribuídas de forma esparsa e não mostraram preferência direcional na extensão após 14 d (Figura 3.7). Embora os condutos de PCL contivessem microcanais intraluminais com nanofibras alinhadas, a ausência de RGD impediu a fixação, sobrevivência e migração de células amplas. Não foi observado qualquer crescimento neuronal ou extensão axonal.

As hNSCs semeadas em condutas PSHU-RGD/PCL apresentavam uma maior densidade celular e as células migraram para os microcanais com uma extensão considerável de neurites após 14 d (Figura 3.8). Em contraste com os condutos de PCL, os condutos de PSHU-RGD/PCL permitiram a fixação, sobrevivência e migração das células. Foi observado um crescimento neuronal significativo e uma extensão axonal.

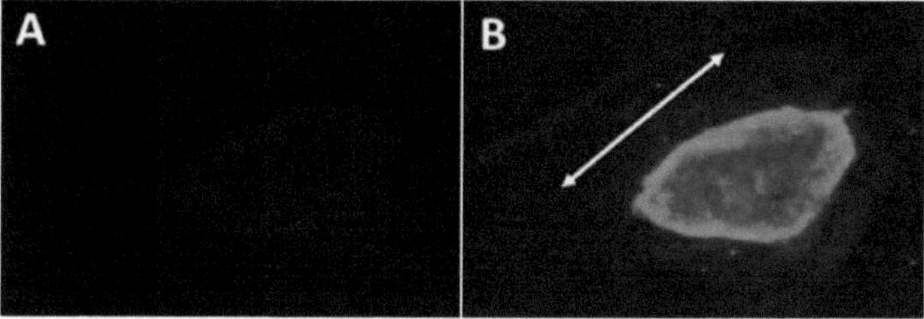

Figura 3.7 Imagens de microscopia de fluorescência do comportamento das hNSC em condutas de PCL após 14 d. (A) coloração DAPI *a azul,* (B) coloração β-III da tubulina a *verde. A seta* indica a direção do alinhamento das nanofibras.

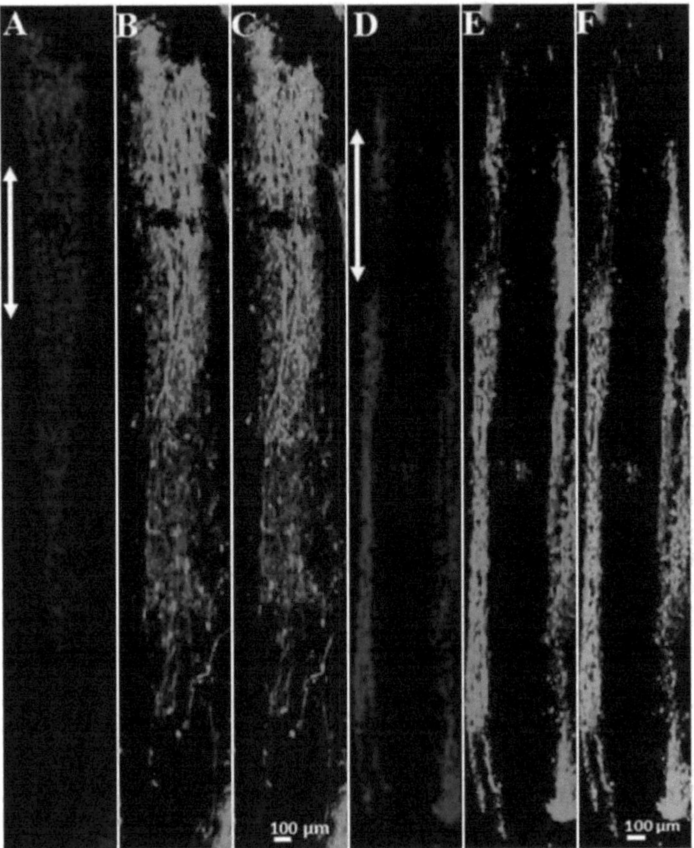

Figura 3.8 Imagens de microscopia confocal do comportamento das hNSC no conduto PSHU- RGD/PCL após 14 d. (A-C) ao longo do centro do microcanal, (E-G) ao longo da parede interna do microcanal, (A, D) coloração DAPI em *azul*, (B, E) coloração de tubulina P-III em *verde*, (C, F) coloração combinada de DAPI e tubulina β-III. *As setas* indicam a direção do alinhamento das nanofibras.

Capítulo 4. Hipótese e objectivos específicos

4.1 Hipótese

Com base em dados preliminares que sugerem que um NGC contendo microcanais intraluminais com nanofibras alinhadas promovem o crescimento neuronal e orientam a extensão axonal, foi colocada a hipótese de que o conduto PSHU-RGD/PCL electrospun era funcionalmente comparável ao auto-enxerto padrão de ouro quando utilizado para tratar cirurgicamente uma transecção de nervo periférico.

4.2 Objectivos específicos

O primeiro objetivo específico era sintetizar e caraterizar o PSHU-RGD. Como o principal componente material funcional da NGC, era importante confirmar a conjugação do RGD e a estrutura molecular geral do polímero. O segundo objetivo específico era avaliar a NGC para a regeneração nervosa num modelo de SNI de rato. A avaliação incluiu avaliações funcionais, electrofisiológicas e histológicas após a transecção do nervo ciático e a implantação do enxerto. A recuperação funcional foi investigada utilizando uma análise do trajeto da marcha e uma análise do movimento do tornozelo. A atividade electrofisiológica foi medida através do registo do potencial de ação composto (PAC) dos nervos enxertados. A massa muscular do gastrocnémio foi utilizada para avaliar a reinervação muscular. Os axónios em regeneração e as células de Schwann foram observados utilizando IHC com colorações específicas para o neurofilamento dos axónios em regeneração e para as proteínas de ligação ao cálcio nas células de Schwann. A morfologia associada à reinervação do músculo gastrocnémio foi observada utilizando a coloração tricrómica de Masson.

Capítulo 5. Materiais e métodos

5.1 Materiais

O serinol, a ureia, o diisocianato de hexametileno (HDI), a N,N-dimetilformamida (DMF) anidra, o PCL (Mn 80 000 g/mol), o dimetilsulfóxido (DMSO)-d6, a sacarose, o paraformaldeído, o kit de coloração tricrómica de Masson e o xileno foram adquiridos à Sigma-Aldrich (St. Louis, MO, EUA). Dicarbonato de di-terc-butilo, acetato de etilo, ácido trifluoroacético (TFA), 2,2,2-trifluoroetanol (TFE), cloridrato de N-(3- dimetilamino-propil)-N'-etilcarbodiimida (EDC), N-hidroxisuccinimida (NHS) e 1,1,1,3,3,3-hexafluoro-2-propanol (HFP) foram adquiridos à Alfa Aesar (Ward Hill, MA, EUA). O hexano e o éter dietílico anidro foram adquiridos à Fisher Scientific (Pittsburgh, PA, EUA). O cloreto de metileno anidro (DCM) e a formalina a 10 % foram adquiridos à JT Baker (Phillipsburg, NJ, EUA). O Gly-Arg-Gly-Asp-Ser (GRGDS) foi adquirido à Biomatik (Wilmington, DE, EUA). Os ratos Sprague Dawley foram adquiridos aos Charles River Laboratories (Wilmington, MA, EUA). O isoflurano, o cetoprofeno e a bupivacaína (0,5 % Marcaine) foram adquiridos à MWI Veterinary Supply (Boise, ID, EUA). As suturas de polipropileno Prolene 7-0 e Vicryl 4-0 revestidas foram adquiridas à Ethicon (Somerville, NJ, EUA). O composto de temperatura de corte óptima (OCT) foi adquirido à Sakura (Torrance, CA, EUA). A solução salina tamponada com fosfato (PBS) e o Cytoseal 60 foram adquiridos à Thermo Scientific. O soro de cabra, o neurofilamento médio (NF-M, IgG de coelho), Alexa Fluor 594 (IgG de cabra anti-coelho), S100b (IgG1 de ratinho), Alexa Fluor 488 (IgG de cabra anti-rato) e o agente de montagem antifade SlowFade Diamond com DAPI foram adquiridos à Life Technologies (Carlsbad, CA, EUA). O Triton X-100 foi adquirido à MP Biomedicals.

5.2 Equipamento

A ressonância magnética nuclear de protões (^{1}H NMR) foi realizada num espetrómetro Varian Inova 500 NMR e as amostras foram analisadas em DMSO-d6 à temperatura ambiente. A espetroscopia de infravermelhos com transformada de Fourier (FT-IR) foi realizada num espetrómetro Nicolet 6700 FT-IR e as amostras foram analisadas em cartões de amostras de infravermelhos (IR) de polietileno. A avaliação electrofisiológica foi efectuada com Axon CNS MultiClamp 700B, Axon Digidata 1440A e Grass SD9 Stimulator. Os tecidos foram seccionados com um CryoStar NX70 Cryostat. As imagens confocais foram obtidas com um Olympus FV1000. As imagens de campo claro foram obtidas com uma Nikon Eclipse 80i. O ImageJ foi utilizado para quantificar variáveis para análise de imagens.

5.3 Síntese de N-BOC serinol

O serinol (1,96 g, 21,5 mmol) foi dissolvido em etanol (20,0 ml) e arrefecido a 4 °C. Adicionou-se gota a gota uma mistura de dicarbonato de ditert-butilo (5,97 ml, 26,0 mmol) e etanol (10,0 ml). A solução foi aquecida a 37 °C durante 1 h e subsequentemente rotoevaporada a 50 °C e 20 mbar para remover o etanol, obtendo-se um pó branco. O pó branco foi dissolvido numa mistura 1:1 de acetato de etilo e hexano a 60 °C. Adicionou-se hexano gota a gota até se formarem estruturas cristalinas e adicionou-se hexano em excesso para assegurar a precipitação completa. O precipitado foi deixado assentar a 4 °C e filtrado para remover o hexano, obtendo-se um pó branco cristalino.

5.4 Síntese PSHU

O N-BOC serinol (1,15 g, 6,00 mmol) e a ureia (0,360 g, 6,00 mmol) foram dissolvidos em DMF (6,00 ml). Em seguida, adicionou-se HDI (1,93 ml, 12,0 mmol) e a solução foi aquecida a 90 °C durante 7 d sob uma atmosfera de azoto. A solução foi então arrefecida à temperatura ambiente e rotoevaporada a 80 °C e 20 mbar para remover o DMF. O produto foi precipitado com éter dietílico arrefecido. Para purificar o produto, procedeu-se a uma lavagem com água Milli-Q e a uma lavagem com éter dietílico. Após a última lavagem, o produto foi seco por rotoevaporação a 50 °C e 20 mbar, obtendo-se a poliureia como um pó branco.

5.5 Desproteção PSHU

A desproteção funcionaliza a poliureia através da remoção dos grupos protectores BOC e da exposição de grupos amina livres (NH$_2$), produzindo PSHU desprotegido (dPSHU). O PSHU (1 g, 1,96 mmol) foi dissolvido em DCM (15,0 ml) e o TFA (15,0 ml) foi subsequentemente adicionado gota a gota. A desproteção ocorreu por hidrogenação à temperatura ambiente durante 45 minutos. O DCM e o TFA foram rotoevaporados a 50 °C e 20 mbar e o produto foi dissolvido em DMF (1,00 ml). O produto foi precipitado com éter dietílico arrefecido. Para purificar o produto, o precipitado foi dissolvido em TFE e precipitado em éter. O produto foi seco por rotoevaporação a 50 °C e 20 mbar, obtendo-se um pó branco.

5.6 Conjugação de RGD com dPSHU

Foi utilizado o pentapeptídeo GRGDS em vez do tripeptídeo RGD para preservar a integridade de todo o motivo de ligação RGD. Foi determinado que o número de grupos amina livres na dPSHU é de 2,05 mmol NH$_2$ /g PSHU após confirmação da estrutura (Secções 6.1, 6.2). O GRGDS (151 mg, 0,308 mmol), o EDC (70,9 mg, 0,370 mmol) e o NHS (53,2 mg, 0,462 mmol) foram dissolvidos em DMF (1,00 ml) e a ativação do éster do NHS foi deixada durante 2 h. O dPSHU (150 mg, 0,308 mmol NH$_2$) foi dissolvido separadamente em DMF (1,0 ml) e adicionado gota a gota à solução activada com éster do NHS. A solução foi deixada a reagir durante 24 horas à temperatura ambiente. O produto foi rotoevaporado a 40 °C e 20 mbar para remover o DMF e subsequentemente precipitado em éter dietílico. Para purificar o produto, o precipitado foi lavado com água Milli-Q. O produto foi seco por liofilização, obtendo-se PSHU-RGD como um pó branco. O PSHU-RGD foi armazenado ao abrigo da luz a 4 °C.

5.7 Fabrico de NGC por electrospinning

Antes da electrospinning, foram formadas fibras de sacarose com diâmetros entre 150-200 μm utilizando um método de desenho de fibras. A sacarose foi aquecida a 75 °C até derreter com uma consistência espessa e as fibras foram desenhadas. O coletor foi construído com dois eléctrodos de fio de cobre espaçados de 3,5 cm e as fibras de sacarose foram ajustadas para cobrir o espaço entre os eléctrodos de fio de cobre. Foram preparadas soluções de polímero a 8 w/w % em HFP para a mistura PSHU-RGD/PCL (30/70), a mistura PSHU/PCL (30/70) e a PCL pura. Foi utilizada uma configuração de electrospinning de dois eléctrodos para fabricar o NGC (Figura 5.1).

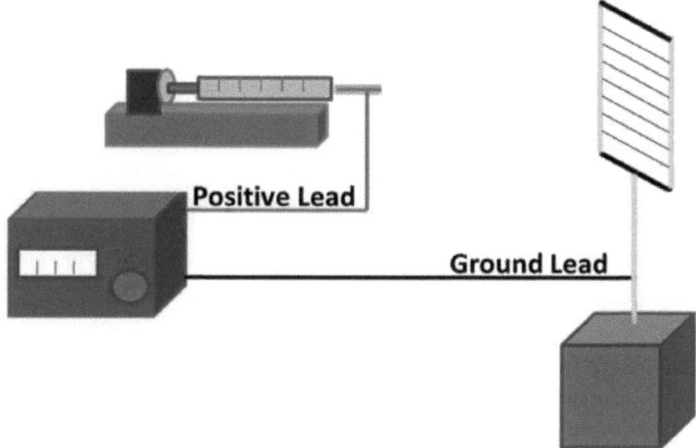

Figura 5.1 Instalação de electrospinning com dois eléctrodos. Parâmetros: distância entre a agulha e o coletor de 10 cm, caudal de 1 ml/h, tensão de 7,5 kV (PSHU-RGD/PCL e PSHU/PCL) ou 9 kV (PCL), temperatura ambiente, humidade relativa de 30 %.

O coletor foi colocado a 10 cm da agulha da seringa cheia de solução de polímero. A solução de polímero foi ejectada a 1,0 ml/h através de uma agulha de ponta plana de aço inoxidável de calibre 21 à temperatura ambiente e humidade relativa de 30%. Foi aplicado um potencial eletrostático positivo de 7,5 kV à agulha para as duas soluções misturadas e um potencial de 9 kV para a solução de PCL pura. O coletor foi rodado de 5 em 5 minutos para distribuir uniformemente as nanofibras por ambos os lados do coletor. Para as condutas de PSHU-RGD/PCL, a mistura de PSHU-RGD/PCL foi electrospun durante os 10-15 minutos iniciais e, em seguida, a mistura de PSHU/PCL foi utilizada para depositar o resto das nanofibras. Os condutos de PCL puro foram electrospun utilizando a sua respectiva solução durante todo o processo de electrospinning. A folha plana foi então removida do coletor e enrolada num tubo (Figura 5.2). Utilizando a mesma configuração de electrospinning, o tubo enrolado foi mantido em frente de um coletor plano e rodado manualmente até que uma fina camada de polímero fosse revestida na superfície, selando a camada exterior do tubo e impedindo-o de se desfazer. Os tubos foram então cortados em condutas de 10 mm de comprimento.

5.8Transecção do nervo ciático e implantação de enxerto

O procedimento de transecção do nervo ciático e de implantação do NGC foi aprovado pelo Comité Institucional de Cuidados e Utilização de Animais (IACUC). Foi utilizado um total de 24 ratos Sprague Dawley para o estudo, 4 ratos por cada enxerto (auto-enxerto, PCL, PSHU-RGD/PCL) durante 2 períodos de tempo (4, 8 w). Os ratos, com um peso de 250-275 g, tiveram 7 dias para se aclimatarem antes das implantações e foram mantidos num ciclo de luz/obscuridade de 14/10 horas, com acesso a comida e água ad libitum.

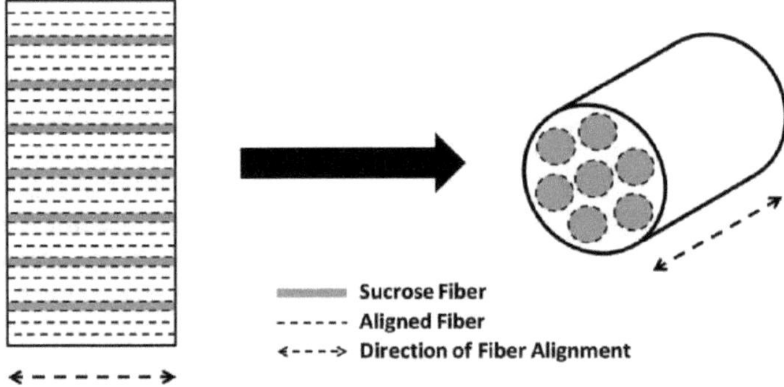

Figura 5.2 Enrolamento de uma folha plana num tubo.

Os ratos foram anestesiados por inalação contínua de isoflurano e oxigénio. A indução inicial foi feita a 5% de isoflurano em oxigénio e depois mantida a 2% de isoflurano em oxigénio. Para minimizar a dor pós-operatória, foram administradas doses pré-operatórias de cetoprofeno a 5 mg/kg e bupivacaína (0,5 % Marcaine) a 2 mg/kg através de injeção subcutânea. Foi administrada uma pomada de lágrimas artificiais para evitar a secura ocular durante o procedimento. O nervo ciático que foi submetido a transecção e implantação foi determinado aleatoriamente, o nervo ciático esquerdo ou direito. O nervo ciático que não foi selecionado para transecção não foi sujeito a qualquer manipulação experimental e foi utilizado como controlo da função normal do nervo. Os ratos foram colocados de lado e a pele à volta da região glútea do lado selecionado aleatoriamente foi raspada e desinfectada com clorhexidina e álcool isopropílico. Foi feita uma incisão longitudinal na pele desde o joelho até à anca para expor os músculos subjacentes, que foram retraídos para isolar o nervo ciático. Foi feita uma incisão do nervo ciático 5 mm em cada direção a partir do meio da coxa, num total de 10 mm de intervalo. No caso do auto-enxerto, as extremidades do nervo transeccionado de 10 mm foram invertidas e suturadas aos cotos proximal e distal do nervo com suturas de polipropileno Prolene 7-0. Para os condutos PCL e PSHU-RGD/PCL, as extremidades do conduto foram suturadas aos cotos proximal e distal do nervo com suturas de polipropileno Prolene 7-0. Após a implantação do enxerto, a camada muscular foi fechada com suturas revestidas de Vicryl 4-0, utilizando um padrão de sutura contínua. A incisão na pele foi fechada com suturas revestidas de Vicryl 4-0, utilizando uma técnica de sutura subcuticular contínua. Foram administradas doses pós-operatórias de cetoprofeno a 5 mg/kg diariamente durante 3 dias.

5.9 Análise do percurso pedestre

4 ou 8 semanas após o implante, foi efectuada uma análise do percurso de marcha. Para avaliar a recuperação funcional após o implante, foi utilizada uma pista de marcha com uma caixa de meta escurecida numa das extremidades. O chão da pista de caminhada, com dimensões de 45 cm x 8 cm x 5 cm, foi coberto com papel branco. As patas traseiras dos ratos foram manchadas com tinta para os dedos e os ratos foram autorizados a andar pela pista deixando pegadas no papel. As patas traseiras foram limpas e desinfectadas com clorhexidina e álcool após a obtenção das pegadas. O SFI foi calculado com base nas medições EPL, NPL, ETS, NTS, EITS e NITS para três conjuntos de impressões digitais, calculadas como média (Equação 2.1).

5.10 Análise do movimento do tornozelo

Imediatamente após a obtenção das pegadas para a análise do percurso da marcha, o movimento do tornozelo foi registado por vídeo num dispositivo de gravação padrão. O ângulo do tornozelo foi medido durante as fases de contacto inicial, meio do balanço e saída do dedo do pé da marcha (Figura 5.3). A diferença entre o lado enxertado e o lado contralateral normal para cada fase da marcha foi calculada (Equação 5.1).

5.11 Eutanásia e colheita de tecidos

Um dia após o registo do movimento do tornozelo para análise do movimento do tornozelo, os ratos foram eutanasiados por dióxido de carbono e toracotomia bilateral. Ambos os nervos ciáticos do lado enxertado e do lado contralateral saudável foram expostos de forma semelhante ao protocolo de implantação inicial (Secção 5.8). Foram colhidos os nervos ciáticos desde a medula espinal até ao local de ramificação terminal dos nervos tibial, sural e peroneal comum. As amostras do músculo gastrocnémio foram colhidas através de uma incisão na pele imediatamente acima do calcanhar da pata traseira, tendo sido removida a pele que envolve o músculo gastrocnémio. Foram colhidos os músculos gastrocnémios do lado enxertado e do lado contralateral saudável.

5.12 Registos CAP

Imediatamente após a colheita do tecido nervoso, foram registados os CAPs dos nervos ciáticos do lado enxertado e do lado contralateral saudável. Os nervos colhidos foram colocados numa plataforma com fios condutores paralelos (Figura 5.4). A extremidade proximal do enxerto ou do nervo saudável foi estimulada durante 0,15 ms a 10 V e o PAC foi registado na extremidade distal. O rácio entre o lado enxertado e o lado contralateral saudável da amplitude do PAC e a área sob a curva (AUC) foram calculados (Equação 5.2).

5.13 Massa muscular do gastrocnémio

Os músculos gastrocnémios dos lados enxertado e contralateral saudável foram pesados e foi calculada a razão entre o lado enxertado e o lado contralateral saudável (Equação 5.2).

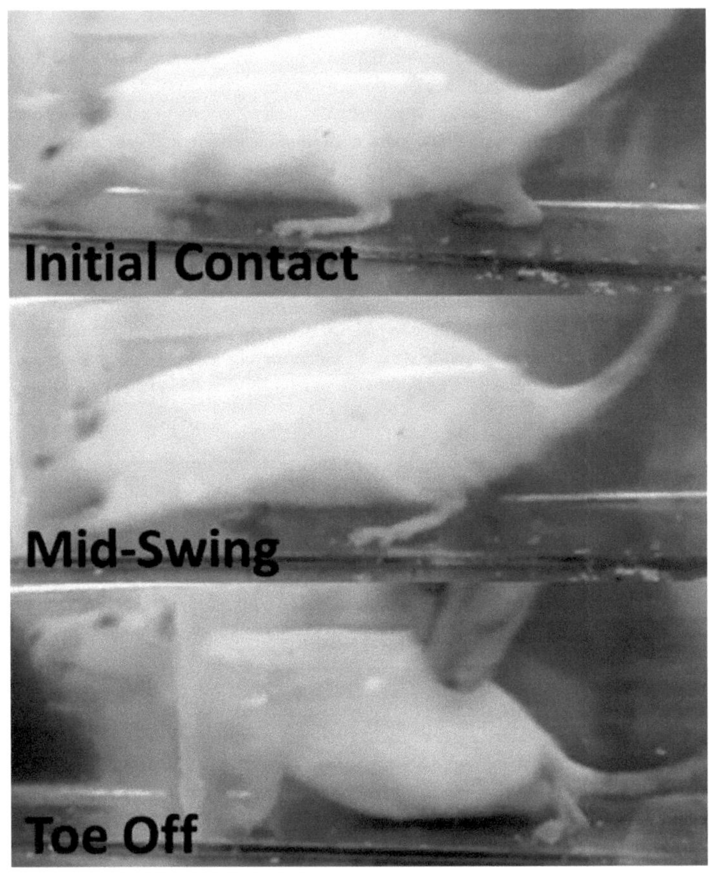

Figura 5.3 Diferentes fases da marcha em que o ângulo do tornozelo foi medido para análise do movimento do tornozelo.

$$Difference\ [\%] = \frac{Grafted\ Side - Healthy\ Contralateral\ Side}{Healthy\ Contralateral\ Side} \times 100\% \qquad (5.1)$$

Figura 5.4 Plataforma de fios condutores paralelos utilizada para medir o CAP.

$$Ratio = \frac{Grafted\ Side}{Healthy\ Contralateral\ Side} \qquad (5.2)$$

5.14 Histologia

5.14.1 IHC de enxertos nervosos

Depois de registar as medições de CAP dos nervos ciáticos, os nervos enxertados foram fixados com PFA a 4% em PBS durante 1 h, crioprotegidos com sacarose a 30% em PBS durante 2 d, embebidos em composto OCT e congelados a -80 °C. Os nervos foram seccionados longitudinalmente com uma espessura de 18 μm e colocados em lâminas de vidro.

As secções foram fixadas em acetona durante 10 minutos e lavadas 2 vezes em PBS durante 3 minutos cada. Utilizou-se verniz de unhas transparente nas extremidades de cada nervo e deixou-se secar para fixar os nervos nas lâminas. As secções foram bloqueadas em peróxido de hidrogénio a 3% em PBS durante 10 minutos para bloquear a atividade da peroxidase endógena e lavadas 3 vezes em PBS durante 3 minutos cada. O tampão de bloqueio (5% soro de cabra, 0,4% Triton X-100, PBS) foi utilizado para bloquear as secções durante 30 minutos. Todos os anticorpos foram diluídos em tampão de diluição (1% de soro de cabra, 0,4% de Triton X-100, PBS). As secções foram coradas com NF-M (1:500) durante 60 minutos, lavadas 3 vezes em PBS durante 3 minutos cada, coradas com Alexa Fluor 594 (1:500) durante 30 minutos e lavadas 3 vezes em PBS durante 3 minutos cada. As secções foram duplamente imunomarcadas com S100b (1:1000) durante 60 minutos, lavadas 3 vezes em PBS durante 3 minutos cada, coradas com Alexa Fluor 488 (1:500) durante 30 minutos e lavadas 3 vezes em PBS durante 3 minutos cada. Para a montagem das lâminas, foi utilizado o suporte antifade SlowFade Diamond com DAPI.

5.14.2 Coloração tricrómica de Masson do músculo gastrocnémio

Após a medição da massa muscular, o músculo gastrocnémio do lado experimental ou enxertado e o lado contralateral saudável foram fixados em formalina a 10% durante 24 horas, crioprotegidos com sacarose a 30% em PBS durante 24 horas, embebidos em composto OCT e congelados a -80 °C. Os músculos foram seccionados com uma espessura de 5 pm e colocados em lâminas de vidro.

As secções foram lavadas em água desionizada corrente para remover o composto OCT e fixadas em solução de Bouin (71 % de ácido pícrico aquoso saturado, 24 % de formaldeído, 5 % de ácido acético) à temperatura ambiente durante a noite e lavadas em água desionizada corrente. A primeira coloração consistiu numa solução de Biebrich Scarlet-Acid Fucshin (0,9 % de Biebrich Scarlet, 0,1 % de fucsina ácida, 1,0 % de ácido acético) durante 5 minutos e subsequente lavagem em água desionizada corrente. A segunda coloração envolveu uma solução mista de 1 volume de ácido fosfotúngstico a 10 %, 1 volume de ácido fosfomolíbdico a 10 % e 2 volumes de água desionizada durante 5 minutos. A terceira e última coloração consistiu numa solução de azul de anilina (2,4 % de azul de anilina, 2 % de ácido acético) durante 5 minutos. As secções foram colocadas em ácido acético a 1% durante 2 minutos e lavadas em água desionizada corrente. As lavagens subsequentes consistiram em etanol a 70 % durante 1 minuto e etanol a 100 % durante 1 minuto. As secções foram limpas em xileno durante 2 minutos e montadas com Cytoseal 60.

A quantidade de colagénio foi quantificada calculando a relação entre a área de colagénio e a área de fibras musculares para os lados enxertado e contralateral saudável (Equação 5.3). O rácio colagénio/fibras musculares foi então definido noutro rácio para determinar a quantidade de colagénio do lado enxertado em relação à quantidade de colagénio do lado contralateral saudável (Equação 5.2)

$$Collagen\ to\ Muscle\ Fiber\ Ratio = \frac{Area\ of\ Collagen}{Area\ of\ Muscle\ Fibers} \tag{5.3}$$

5.15 Análise estatística

Todos os resultados são expressos como médias ± erro padrão da média. A análise de variância (ANOVA) foi utilizada para determinar diferenças significativas entre os grupos e seguida pelo teste post hoc de Tukey, quando aplicável. A significância estatística foi considerada quando $p < 0,05$.

Capítulo 6. Resultados e discussão

6.1 Sequência de reação PSHU, dPSHU e PSHU-RGD

O PSHU-RGD sintetizado foi concebido para ser biodegradável e biocompatível. Os grupos amida e éster são os locais de degradação e os grupos alquilo hidrofóbicos permitem caraterísticas de degradação mais lentas e permitem uma melhor fixação das células (Figura 6.1).

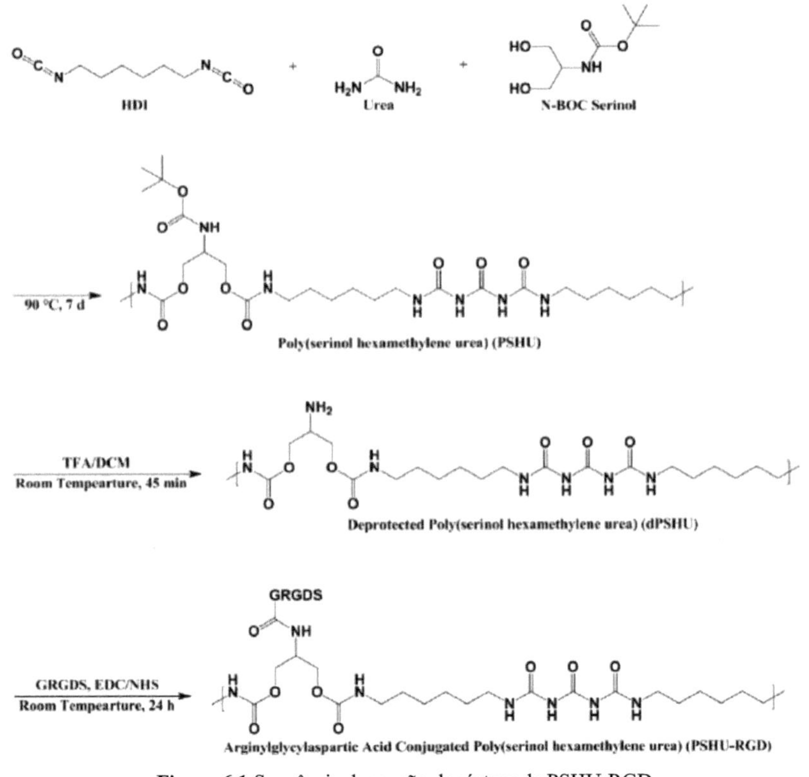

Figura 6.1 Sequência de reação da síntese de PSHU-RGD.

6.2 Caracterização de PSHU e dPSHU utilizando[1] H NMR

A síntese de PSHU a partir do N-BOC serinol, ureia e HDI foi confirmada utilizando[1] H NMR (Figura 6.2).

[1]A RMN de H foi utilizada para confirmar a remoção dos grupos protectores BOC. As aminas livres resultantes foram utilizadas para conjugar o RGD. O desaparecimento do pico *b* confirma a remoção dos grupos BOC (Figura 6.3).

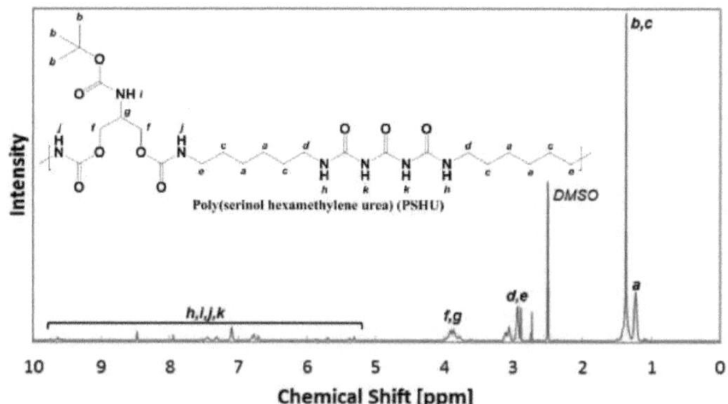

Figura 6.2[1] Espectro de RMN de H do PSHU confirmando a estrutura molecular.

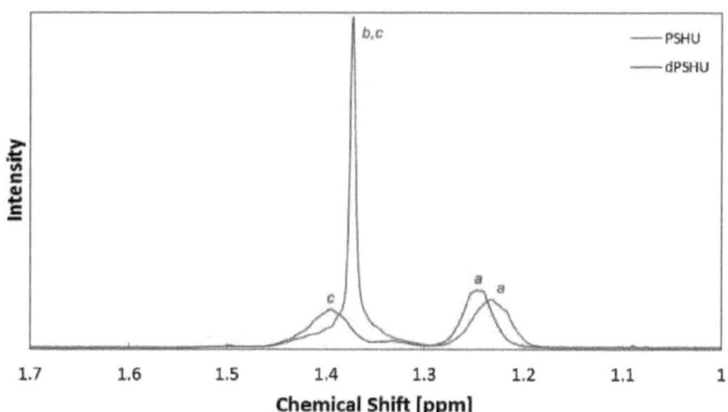

Figura 6.3[1] H Espectro de RMN de PSHU e dPSHU confirmando a remoção do grupo protetor BOC com o desaparecimento do pico *b*.

6.3 Caracterização do PSHU, dPSHU e PSHU-RGD por FT-IR

Após a confirmação das estruturas do PSHU e do dPSHU por RMN, utilizou-se o FT-IR para confirmar a reação e verificar a conjugação do RGD (Figura 6.4, Figura 6.5).

A presença de grupos amina livres na dPSHU foi confirmada na região *a* (Figura 6.5). O comprimento de onda nesta região corresponde a aminas primárias. A conjugação do RGD pode ser confirmada a partir da região *b* (Figura 6.5). Esta região está associada aos grupos carbonilo encontrados na PSHU e aos grupos carbonilo do RGD. O comprimento de onda correlacionado com os grupos carbonilo do RGD é ligeiramente inferior ao dos grupos carbonilo da PSHU. Por conseguinte, verifica-se uma deslocação do pico de carbonilo com a conjugação do RGD.

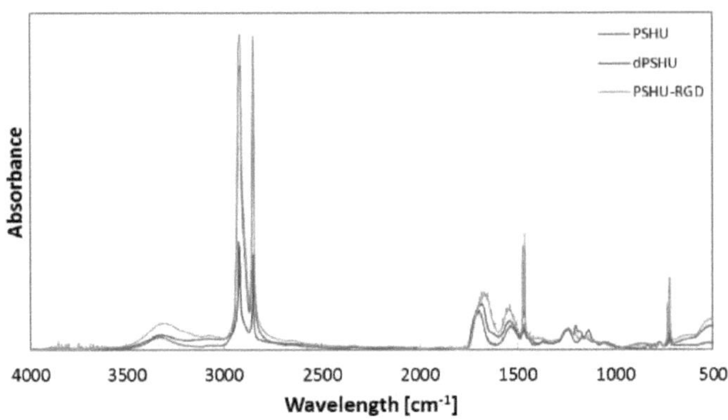

Figura 6.4 Espectro FT-IR de PSHU, dPSHU e PSHU-RGD.

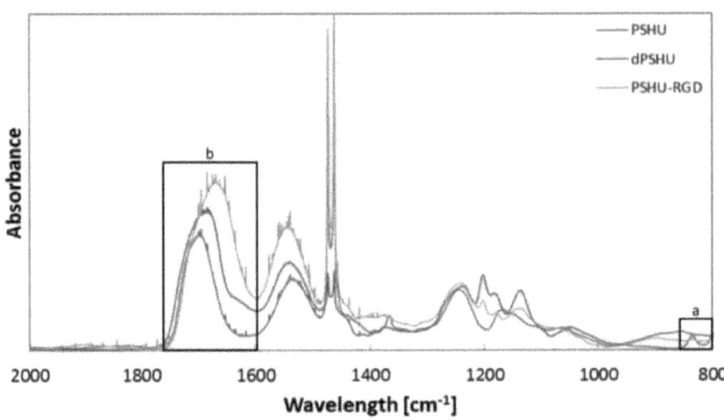

Figura 6.5 Espectro FT-IR de PSHU, dPSHU e PSHU-RGD. A presença de grupos amina livres na dPSHU após desproteção é confirmada na região *a*. A conjugação do RGD com a dPSHU é confirmada com a alteração do comprimento de onda com a absorvância do carbonilo mostrada na região *b*.

6.4 Transecção do nervo ciático e implantação de enxerto

Um dos três enxertos diferentes foi implantado em cada rato. O auto-enxerto foi utilizado como controlo positivo, no qual se esperava a maior quantidade de regeneração nervosa. O conduto de PCL foi utilizado como controlo negativo. Como visto anteriormente, o conduto de PCL está associado a uma fraca atividade neuronal devido à ausência de RGD para promover a fixação, sobrevivência e migração das células. O conduto PSHU-RGD/PCL serviu como enxerto experimental. Como resultado de resultados promissores de crescimento neuronal e extensão axonal guiada observados em estudos anteriores, acreditou-se que o conduto PSHU-RGD/PCL era comparável ao auto-enxerto padrão-ouro em termos de regeneração nervosa. [15,16]

Os procedimentos de transecção do nervo ciático e de implantação do enxerto foram bem sucedidos em 23 dos 24 ratos utilizados no estudo. Depois de fazer uma incisão longitudinal na pele e retrair os músculos subjacentes que rodeiam o nervo ciático, foi feita uma transecção de 10 mm de comprimento e os enxertos foram implantados no local da transecção (Figura 6.6). Com exceção de um rato, não surgiram complicações durante a sutura dos enxertos aos cotos proximais e distais do nervo. O rato que teve complicações foi eutanasiado após uma tentativa falhada de suturar um auto-enxerto. Durante o procedimento cirúrgico, a agulha de sutura foi passada repetidamente através do autoenxerto até que este ficou demasiado danificado para ser suturado. O rato foi eutanasiado antes de se recuperar da anestesia. Todas as análises de dados foram realizadas sem a inclusão deste rato, portanto, o grupo de autoenxerto para o ponto de tempo de 8 w consistia de 3 ratos em vez dos 4 ratos típicos para todos os outros grupos.

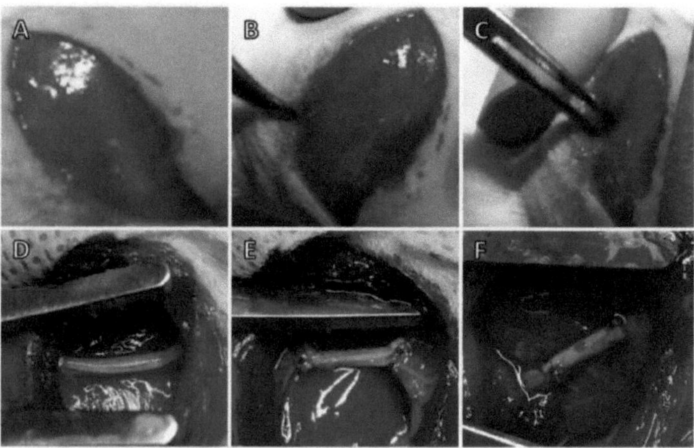

Figura 6.6 Transecção do nervo ciático e implantação de enxerto. (A) incisão longitudinal da pele desde o joelho até à anca, expondo os músculos subjacentes, (B) localização do tecido conjuntivo que separa dois músculos, (C) dissecção romba através do tecido conjuntivo, (D) isolamento do nervo ciático, (E) auto-enxerto suturado, (F) enxerto PSHU-RGD/PCL suturado.

Embora a autotomia seja uma das complicações pós-operatórias mais frequentes no modelo de SNI em ratos, a automutilação limitou-se a uma ligeira mordidela das unhas dos pés. No entanto, após a obtenção de pegadas para a análise do trajeto de marcha, foi observada uma autonomia grave em três ratos. Presume-se que a tinta de dedo utilizada para registar as pegadas no papel tenha desencadeado este comportamento. Embora as patas traseiras tenham sido limpas e desinfectadas com clorhexidina e álcool após a análise, qualquer resíduo remanescente pode ter levado os ratos a limparem excessivamente as patas traseiras, provocando a perda de dedos. No entanto, os casos graves de autotomia só foram observados após a análise dos percursos de marcha e não afectaram os registos das pegadas.

6.5 Análise do percurso pedestre

Foi utilizada uma análise do percurso de marcha para avaliar a recuperação funcional utilizando um valor SFI quantificado para medir a função do nervo ciático (Figura 6.7). À medida que a função do nervo melhora, PL diminui, TS aumenta e ITS aumenta com o aumento da função muscular. Esta melhoria na função do nervo ciático reflecte-se num aumento do SFI (Equação 2.1).

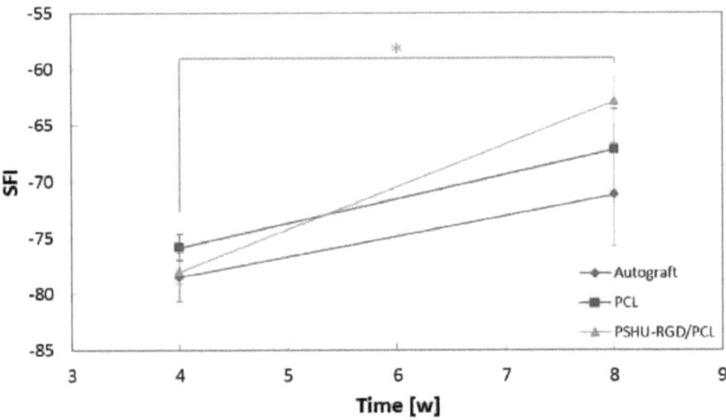

Figura 6.7 Valores de SFI calculados. As barras de erro representam o erro padrão da média. * indica p < 0,05.

Não foi observada nenhuma diferença significativa entre os enxertos, mas foi observada uma melhoria significativa na função do nervo ciático entre 4 e 8 semanas para o conduto PSHU-RGD/PCL. Aos 4 w, os valores SFI para cada enxerto eram semelhantes, mas aos 8 w, observou-se uma maior diferença. Apesar de não ser estatisticamente significativo, o conduto PSHU-RGD/PCL pareceu superar o auto-enxerto. Este nível encorajador de regeneração funcional pode ser atribuído ao RGD e aos microcanais intraluminais com nanofibras alinhadas. No entanto, o conduto de PCL também pareceu atribuir uma recuperação funcional igual, se não superior, em comparação com o auto-enxerto. Embora se esperasse que o conduto de PCL apresentasse uma quantidade muito limitada de recuperação funcional, o efeito positivo dos microcanais intraluminais com nanofibras alinhadas pode ter sido subestimado. Sabe-se que os axónios no SNP são capazes de se regenerar por si próprios, mas as pistas tópicas associadas aos microcanais e às nanofibras alinhadas podem ter acelerado este processo de regeneração.

6.6 Análise do movimento do tornozelo

A análise do movimento do tornozelo foi realizada através do registo do movimento do tornozelo durante várias fases da marcha. Foi calculada a diferença no ângulo do tornozelo entre o lado enxertado e o lado contralateral saudável durante o contacto inicial, o meio do balanço e a saída do dedo do pé (Figura 6.8, Figura 6.9 e Figura 6.10).

Não foi observada qualquer diferença estatística entre os três enxertos para o contacto inicial e o balanço médio. No entanto, foi observada uma recuperação significativa com o contacto inicial para o auto-enxerto e com o balanço médio para o conduto PCL entre 4 e 8 w. Ao considerar apenas o ângulo de saída do dedo do pé, o conduto PSHU-RGD/PCL mostrou uma melhoria discernível de 4 a 8 w e foi estatisticamente diferente do conduto PCL.

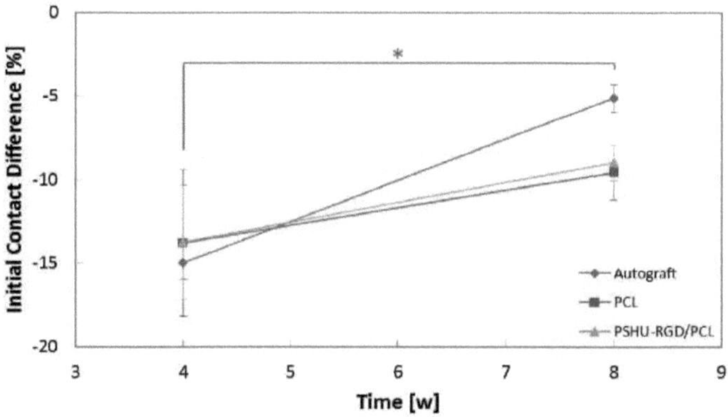

Figura 6.8 A diferença no ângulo do tornozelo entre o lado enxertado e o lado contralateral saudável durante a fase de contacto inicial da marcha. As barras de erro representam o erro padrão da média. * indica p < 0,05.

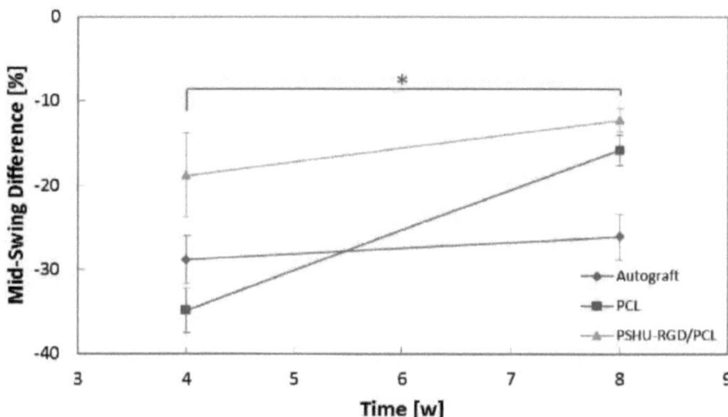

Figura 6.9 A diferença no ângulo do tornozelo entre o lado enxertado e o lado contralateral saudável durante a fase de balanço médio da marcha. As barras de erro representam o erro padrão da média. * indica p < 0,05.

Quando se consideram as três fases da marcha analisadas, não é possível chegar a uma conclusão sólida sobre a recuperação funcional entre cada enxerto. Nenhum enxerto pareceu mostrar consistentemente uma melhor recuperação da função em todas as fases. No entanto, parece que está a ocorrer uma recuperação substancial entre as 4 e as 8 semanas após a transecção do nervo.

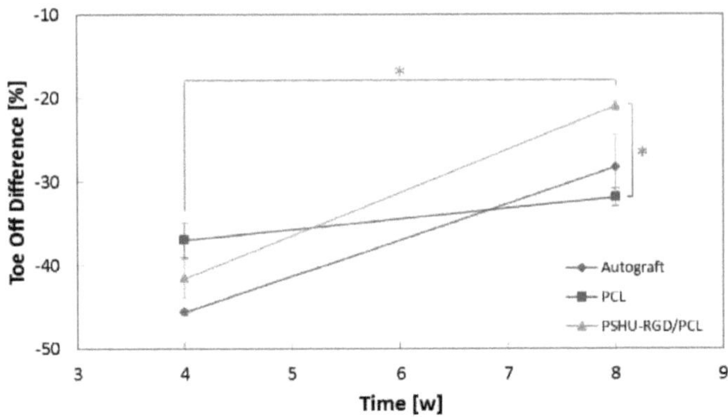

Figura 6.10 A diferença no ângulo do tornozelo entre o lado enxertado e o lado contralateral saudável durante a fase de arranque da marcha. As barras de erro representam o erro padrão da média. * indica p < 0,05.

6.7 Registos CAP

Os registos do PAC dos enxertos nervosos foram utilizados para avaliar a recuperação da atividade electrofisiológica através do intervalo de transecção. O CAP depende do diâmetro do axónio e da espessura da bainha de mielina e, por conseguinte, a recuperação da atividade electrofisiológica após a transecção do nervo é um passo importante para alcançar a recuperação funcional.

Depois de estimular as amostras de nervo na extremidade proximal, o PAC foi registado na extremidade distal (Figura 6.11). Os registos do PAC consistiam em dois picos. O primeiro pico é um artefacto de estímulo que é produzido a partir da estimulação eléctrica. O segundo pico é o PAC, cuja amplitude e AUC foram calculadas. Os CAPs registados para todos os enxertos tinham baixa latência, caraterística do curto atraso do pico após o artefacto de estímulo. Isto sugere que a maioria dos axónios que estão a contribuir para o PAC têm elevados graus de mielinização. No prazo de 4 semanas após a implantação, foi observado um PAC em todos os enxertos. Isto implica que um número suficiente de axónios mielinizados se regenerou ao longo de todo o comprimento da lacuna nervosa.

Imediatamente após a transecção do nervo ciático, espera-se que os CAPs não sejam mensuráveis. Devido à desconexão dos axónios, o nervo é incapaz de propagar impulsos eléctricos através da lacuna nervosa. À medida que os axónios se regeneram através do local da transecção durante o processo de regeneração, espera-se que a amplitude e a AUC do PAC aumentem. A amplitude aumentará à medida que o número de axónios aumenta. No entanto, o grau de espessura da mielina varia muito entre os axónios durante a regeneração e a amplitude pode nem sempre ter em conta os axónios com mielina mais fina. Este facto é caraterístico de um PAC mais amplo. Por conseguinte, a AUC também foi considerada para análise.

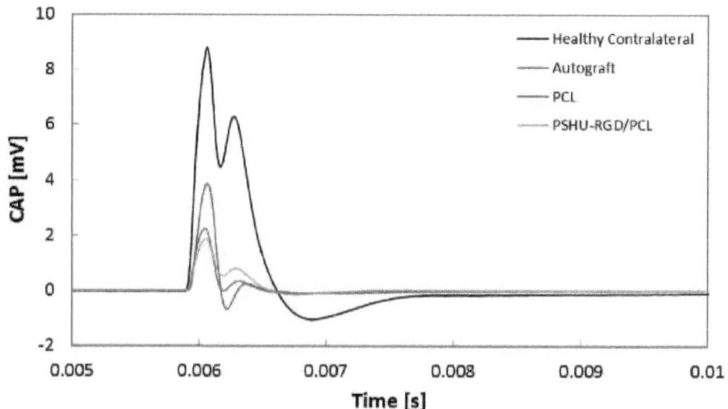

Figura 6.11 Registos representativos do PAC 8 w após a transecção do nervo e a implantação do enxerto.

Devido à variabilidade dos CAPs dos nervos ciáticos contralaterais saudáveis entre cada rato, foi calculado um rácio da amplitude do CAP e da AUC do nervo enxertado em relação ao nervo contralateral saudável (Figura 6.12, Figura 6.13). A amplitude foi determinada como o valor de pico máximo. O cálculo da AUC exigiu vários passos, uma vez que o artefacto de estímulo e o CAP se sobrepunham um ao outro. A AUC foi calculada medindo inicialmente a AUC do artefacto de estímulo e do CAP. O artefacto de estímulo foi então modelado como uma gaussiana, utilizando as partes do pico que não se sobrepunham ao PAC. A AUC da Gaussiana foi calculada e subtraída da área do artefacto de estímulo e do CAP. O valor resultante foi considerado a AUC do PAC.

A amplitude do CAP foi significativamente maior para o conduto PSHU-RGD/PCL em comparação com o autoenxerto e o conduto PCL após 4 semanas. No entanto, não foi observada qualquer diferença estatística às 8 semanas, presumivelmente devido à elevada variabilidade associada à realização dos registos e ao tamanho limitado da amostra. Mesmo assim, parece que a amplitude do PAC aumentou com o uso do PSHU-RGD/PCL em relação aos outros enxertos. Não foi observada nenhuma diferença significativa para a AUC. Embora pareça que o conduto PSHU-RGD/PCL tenha uma AUC mais elevada atribuída a uma maior regeneração axonal e mielinização, a elevada variabilidade e o tamanho limitado da amostra impediram um resultado estatisticamente significativo.

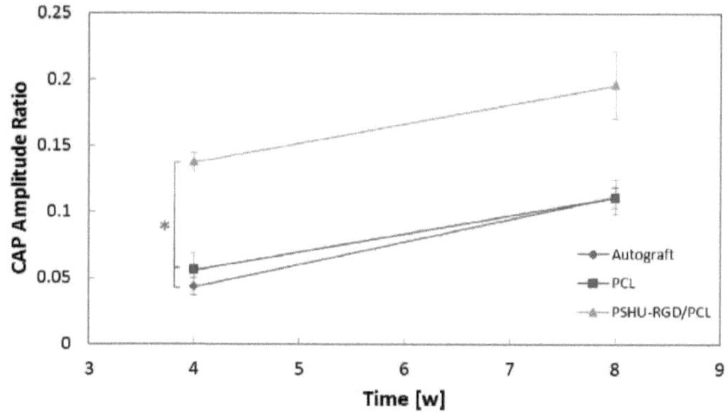

Figura 6.12 Relação entre a amplitude do PAC dos nervos enxertados e dos nervos contralaterais saudáveis. A amplitude foi determinada como o valor de pico máximo do PAC. As barras de erro representam o erro

padrão da média. * indica p < 0,05.

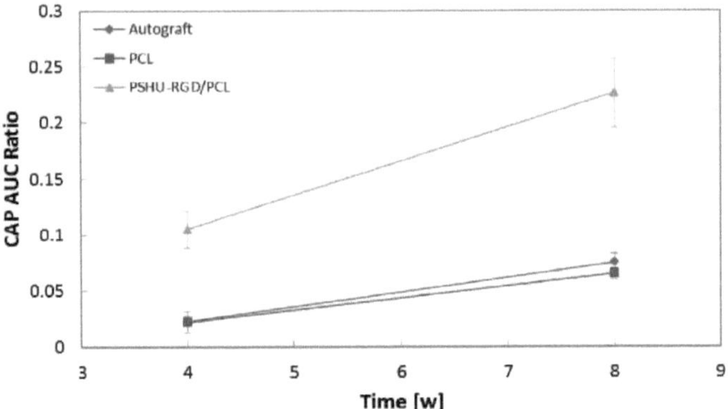

Figura 6.13 Rácio AUC do CAP dos nervos enxertados para os nervos contralaterais saudáveis. A AUC foi calculada subtraindo a área sob o artefacto de estímulo modelado como uma Gaussiana da área total sob o artefacto de estímulo e o CAP. As barras de erro representam o erro padrão da média.

Embora não tenha sido observado nenhum resultado eletrofisiológico estatisticamente significativo, os registos do PAC parecem implicar que a PSHU-RGD/PCL pode proporcionar um ambiente comparável, se não melhor, para promover a extensão axonal e a mielinização.

6.8 Massa muscular do gastrocnémio

Sendo um músculo alvo do nervo ciático, o músculo gastrocnémio é afetado pela transecção do nervo. A massa muscular e o grau de inervação dependem dos neurónios motores localizados no nervo ciático. Após a transecção do nervo, o músculo gastrocnémio sofre um processo de desnervação, causando atrofia muscular e a perda global de massa muscular. Com a utilização de enxertos nervosos, esperava-se que o músculo gastrocnémio fosse gradualmente reinervado durante o processo de regeneração, provocando o aumento da massa muscular. Devido à variabilidade da massa muscular entre animais que pode surgir (por exemplo, o tamanho), o rácio entre a massa do lado enxertado e a do lado contralateral saudável foi utilizado para comparação entre os diferentes enxertos (Figura 6.14). No entanto, não foi observada qualquer diferença significativa na massa muscular entre qualquer um dos enxertos.

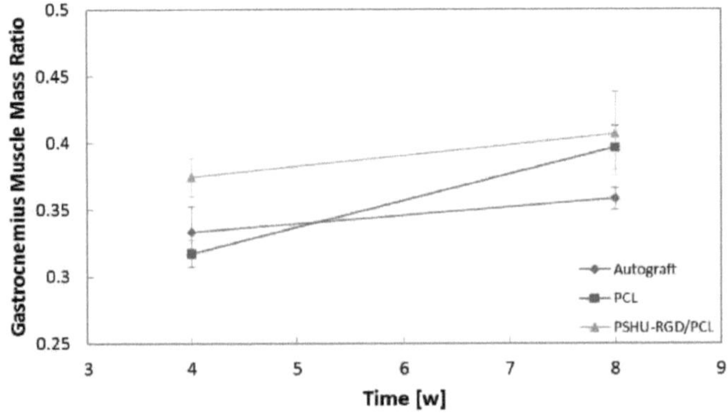

Figura 6.14 Rácios de massa do músculo gastrocnémio dos lados enxertados e contralaterais saudáveis. As barras de erro representam o erro padrão da média.

6.9 Histologia

6.9.1 IHC de enxertos nervosos

A IHC foi utilizada para observar diretamente os axónios regenerados. Os axónios foram corados com NF-M e Alexa Fluor 594, enquanto as células de Schwann foram coradas com S100b e Alexa Fluor 488 (Figura 6.15). Uma vez que foram registados CAPs mensuráveis para todos os enxertos em ambos os pontos temporais de 4 e 8 w, esperava-se ver a extensão axonal a partir da extremidade proximal do enxerto ao longo de todo o comprimento em direção à extremidade distal.

Em todos os enxertos, observou-se que os axónios e as células de Schwann se estendiam por todo o comprimento do enxerto. A extensão axonal nem sempre foi contínua ao longo de cada secção, mas a presença de axónios na extremidade distal foi utilizada para inferir que os axónios percorreram todo o comprimento da lacuna de transecção. No caso do conduto PCL, a extensão axonal foi observada maioritariamente ao longo da superfície exterior do conduto, com uma extensão axonal mínima através dos microcanais intraluminais. No caso do tubo PSHU-RGD/PCL, a extensão dos axónios foi observada ao longo de todo o comprimento de um microcanal intraluminal num percurso linear contínuo. A atividade das células de Schwann foi observada de forma muito mais predominante ao longo dos enxertos, uma vez que as células de Schwann estão envolvidas na remoção da mielina e dos resíduos axonais após a lesão nervosa, bem como na formação de bandas de Büngner. A mielinização dos axónios é também atribuída às células de Schwann. Espera-se que as bainhas de mielina estejam presentes em áreas onde a atividade axonal e a atividade das células de Schwann se sobrepõem.

Aparentemente, os axónios e as células de Schwann são muito mais prevalecentes no auto-enxerto do que nos dois condutos. No entanto, não é possível efetuar uma comparação direta da densidade de axónios e de células de Schwann entre os tubos com base nestas imagens. O autoenxerto continha inicialmente axónios e células de Schwann com a implantação e ambas as colorações não são específicas apenas para axónios em regeneração e células de Schwann envolvidas na regeneração. Além disso, as caraterísticas físicas das condutas impedem uma comparação direta. Uma vez que a espessura da parede dos canais intraluminais é superior à espessura da secção de 18 pm, os axónios e as células de Schwann dentro de um microcanal específico podem sair do campo de visão se as secções não forem cortadas perfeitamente paralelas aos microcanais. Por conseguinte, apenas se pode inferir que a conduta PSHU-RGD/PCL foi mais eficaz no apoio ao crescimento axonal em comparação com a conduta PCL devido à maior densidade axonal.

6.9.2 Coloração tricrómica de Masson

A coloração tricrómica de Masson foi utilizada para examinar a morfologia do músculo gastrocnémio. A atrofia muscular ocorre com a desnervação do músculo gastrocnémio após a transecção do nervo ciático e forma-se tecido fibrótico. Com a regeneração dos neurónios motores e a reinervação dos músculos, o grau de atrofia muscular e o tecido fibrótico diminuem gradualmente. A quantidade de colagénio presente no músculo foi utilizada para avaliar o estado de doença do músculo, uma vez que as fibras de colagénio indicam a formação de tecido fibrótico (Figura 6.16, Figura 6.17).

A área de colagénio em relação às fibras musculares foi utilizada para comparar a quantidade de formação de tecido fibrótico entre os diferentes enxertos. Quatro semanas após a implantação, não foi observada qualquer diferença estatística entre qualquer um dos enxertos, mas após oito semanas, o auto-enxerto e o conduto PSHU-RGD/PCL tinham uma presença significativamente menor de colagénio. Estes resultados sugerem que o conduto PSHU-RGD/PCL tinha caraterísticas de regeneração do neurónio motor e reinervação muscular comparáveis às do auto-enxerto.

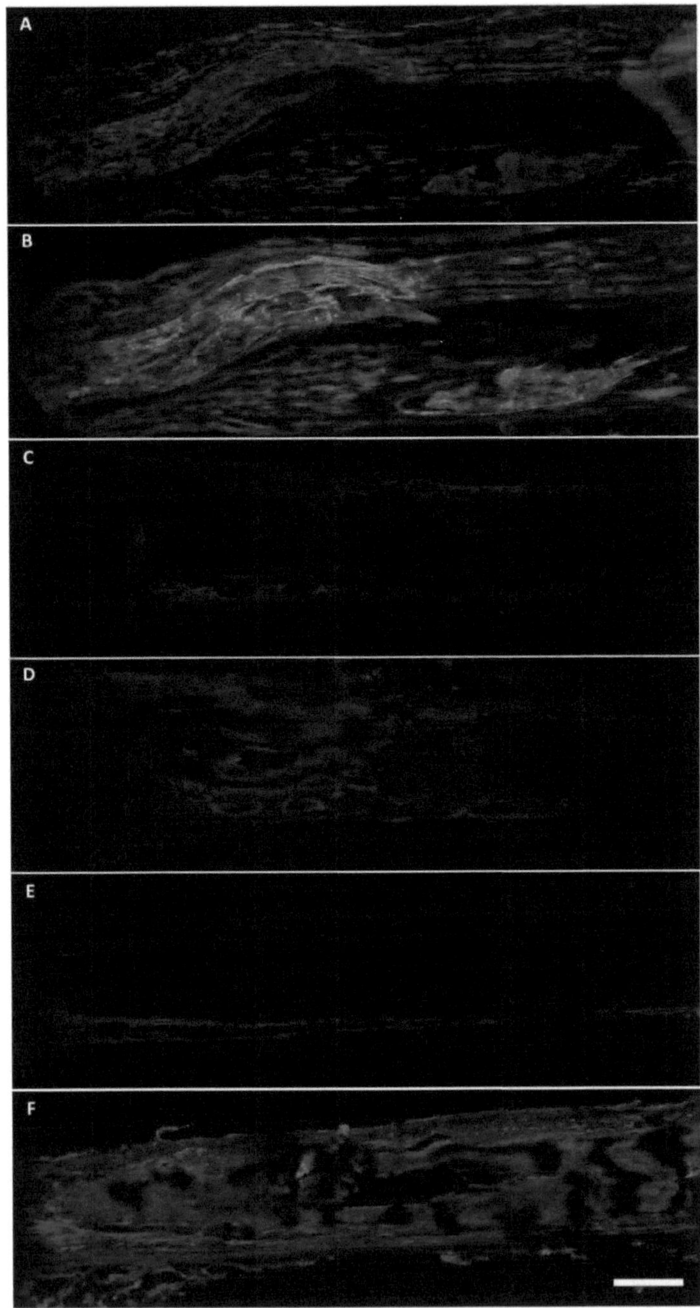

Figura 6.15 Imagens representativas de imunomarcação dupla para regeneração axonal e atividade das células de Schwann após 8 w. (A-B) auto-enxerto, (C-D) conduto PCL e (E-F) conduto PSHU-RGD/PCL. As secções

longitudinais da esquerda para a direita representam as extremidades proximal e distal. Os axónios foram corados com NF-M e Alexa Fluor 594 e aparecem a *vermelho*. As células de Schwann foram coradas com S100b e Alexa Fluor 488 e aparecem *a verde*. A barra de escala representa 500 µm.

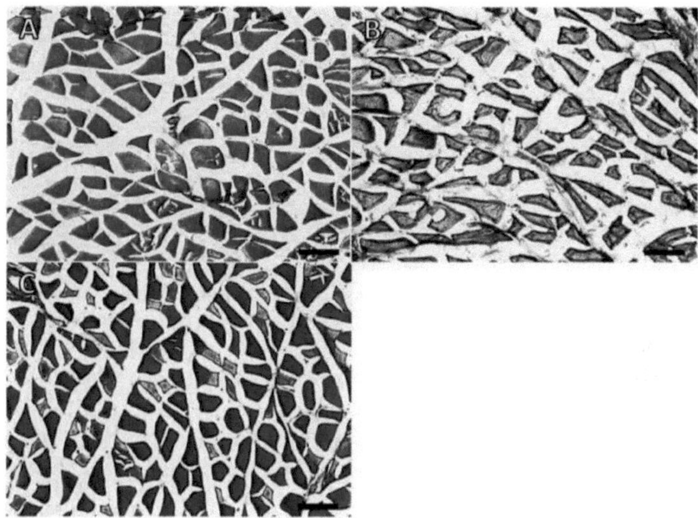

Figura 6.16 Imagens representativas do músculo gastrocnémio corado com tricrómio de Masson após 8 w. (A) auto-enxerto, (B) conduto PCL, (C) conduto PSHU-RGD/PCL. As fibras musculares estão coradas *a vermelho*, enquanto o colagénio está corado *a azul*. As barras de escala representam 100 µm.

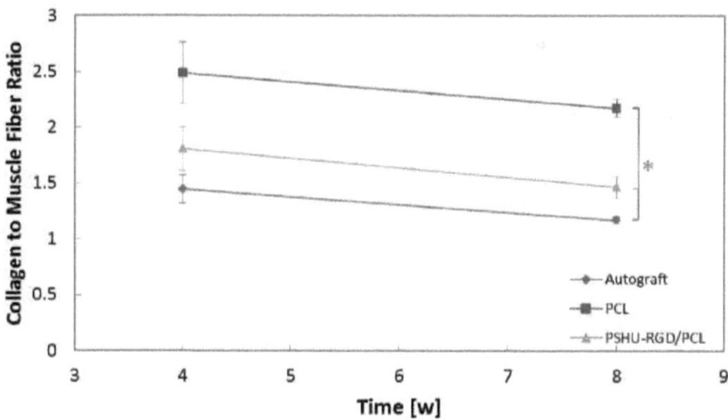

Figura 6.17 A relação entre colagénio e fibra muscular por área. A presença de colagénio implica a formação de tecido fibrótico. As barras de erro representam o erro padrão da média. * indica p < 0,05.

Capítulo 7. Conclusão

O estudo começou com a síntese e caraterização do polímero funcional utilizado para a NGC. O PSHU-RGD foi sintetizado com sucesso e a estrutura molecular foi verificada juntamente com a confirmação da conjugação do RGD através de[1] H NMR e FT-IR.

A NGC foi então avaliada quanto à regeneração do nervo num modelo de SNI de rato. Após a transecção do nervo ciático e a implantação do enxerto, foram efectuadas várias avaliações. O conduto PSHU-RGD/PCL foi comparado com o auto-enxerto padrão de ouro e com um conduto PCL associado a uma fraca atividade neuronal [16].

A recuperação funcional foi investigada utilizando uma análise do trajeto da marcha e uma análise do movimento do tornozelo. Através da análise do trajeto da marcha, o SFI foi calculado para avaliar quantitativamente a recuperação funcional. Embora não tenha sido observada qualquer diferença estatística, o conduto PSHU-RGD/PCL pareceu ter um desempenho superior ao do auto-enxerto. A análise do movimento do tornozelo consistiu em três ângulos do tornozelo medidos durante as fases de contacto inicial, a meio do balanço e a saída dos dedos do pé da marcha. Ao considerar todas as três fases da marcha, o conduto PSHU-RGD/PCL mostrou uma recuperação funcional semelhante em comparação com os outros enxertos.

A atividade electrofisiológica foi medida através do registo do CAP dos nervos enxertados e do cálculo da amplitude e da AUC do CAP. Foi observado um aumento na amplitude do PAC e na AUC para o enxerto PSHU- RGD/PCL em comparação com os outros enxertos, mas uma melhoria estatisticamente significativa foi observada apenas para a amplitude do PAC.

A massa muscular do gastrocnémio foi utilizada para avaliar a reinervação muscular. Não foi observada qualquer diferença significativa na massa muscular entre os enxertos.

A avaliação histológica foi utilizada para observar diretamente a regeneração e a presença de formação de tecido fibrótico. Os axónios e as células de Schwann foram observados através de IHC com colorações específicas para neurofilamentos e proteínas de ligação ao cálcio, respetivamente. No caso da conduta PSHU-RGD/PCL, foi observada uma extensão axonal a partir da extremidade proximal do enxerto ao longo de todo o comprimento em direção à extremidade distal. A morfologia associada à reinervação do músculo gastrocnémio foi observada utilizando a coloração tricrómica de Masson. A quantidade de colagénio presente no músculo foi utilizada para avaliar o estado de doença do músculo. O conduto PSHU-RGD/PCL apresentou caraterísticas de regeneração do neurónio motor e reinervação muscular comparáveis às do auto-enxerto e reduziu estatisticamente a formação de tecido fibrótico em comparação com o conduto PCL.

Embora a regeneração nervosa utilizando o conduto PSHU-RGD/PCL não tenha registado melhorias estatisticamente significativas em todas as avaliações consideradas, o NGC apresentou consistentemente caraterísticas de regeneração nervosa semelhantes ou melhoradas. Estes resultados são encorajadores, uma vez que os auto-enxertos estão associados a muitos inconvenientes e foi determinado que o conduto PSHU-RGD/PCL é uma alternativa funcionalmente comparável para o tratamento cirúrgico da PNI.

Capítulo 8. Trabalhos futuros

8.1 Aumentar a dimensão da amostra

Para vários dos enxertos, não foram observadas diferenças estatisticamente significativas em várias das avaliações após a transecção do nervo ciático e o implante do enxerto, embora algumas das tendências implicassem que poderia haver uma diferença significativa. Isso se deve à alta variabilidade nas avaliações funcionais, eletrofisiológicas e histológicas, bem como ao baixo tamanho da amostra. Espera-se que, com o aumento do tamanho da amostra, sejam observadas diferenças estatisticamente significativas entre os vários enxertos.

8.2 Controlo negativo adicional

O conduto de PCL foi utilizado como controlo negativo, uma vez que foi associado a uma fraca atividade neuronal [16]. No entanto, os resultados de várias avaliações mostram que o conduto de PCL tem caraterísticas substanciais de regeneração nervosa. O efeito positivo dos microcanais intraluminais com nanofibras alinhadas pode ter sido subestimado, uma vez que as pistas tópicas associadas aos microcanais e ao alinhamento das fibras podem ter acelerado o processo de regeneração natural. Por conseguinte, deve ser utilizado outro controlo negativo para avaliar as condutas sem os microcanais intraluminais com nanofibras alinhadas. Este controlo poderia ser um tubo oco ou simplesmente deixar o nervo sem tratamento após a transecção.

8.3 Momentos adicionais

Embora não tenham sido observadas diferenças estatisticamente significativas entre várias das avaliações, as tendências associadas ao processo de regeneração do nervo mostraram que uma possível diferença pode ser observada em pontos de tempo superiores a 8 semanas após a implantação. Com pontos de tempo adicionais, uma diferença entre os enxertos pode ser mais aparente.

8.4 Avaliação electrofisiológica através de potenciais de ação muscular

A avaliação electrofisiológica neste estudo foi realizada através de registos CAP apenas do nervo. Esta avaliação apenas tem em conta os axónios regenerados no local da transecção. No entanto, uma análise mais abrangente terá em conta os axónios que reinervaram o músculo alvo. Por conseguinte, os registos do potencial de ação muscular composto (CMAP) podem ser mais importantes, uma vez que a estimulação ocorre no nervo enxertado e o CMAP é registado no músculo alvo.

8.5 Modelo animal de maiores dimensões

Os actuais condutos ocos aprovados pela FDA demonstraram regenerar eficazmente os axónios através de fendas de até 3 cm de comprimento [27]. Para que o PSHU-RGD/PCL se torne uma opção de tratamento clinicamente aplicável à reparação de PNI, deve ser efectuado um estudo do conduto num modelo com uma lacuna nervosa de transecção mais longa. Devido ao tamanho mais pequeno dos ratos, o comprimento do nervo operável é limitado. As opções para um modelo animal maior incluem coelhos e cães [83].

8.6 Fator de crescimento e integração das células de Schwann

Embora a regeneração ampla do nervo sem a necessidade de utilizar factores de crescimento ou células de suporte seja ideal para aplicações clínicas, a regeneração axonal rápida é frequentemente desejada. Ao considerar a integração de factores de crescimento e células de Schwann, existem muitas opções que podem potencialmente maximizar a taxa de regeneração nervosa (Secção 2.2.8, Secção 2.2.9).

REFERÊNCIAS

[1] Robinson LR. Lesão traumática dos nervos periféricos. Muscle Nerve 2000;23:863-73. doi:10.1002/(SICI)1097-4598(200006)23:6<863::AID-MUS4>3.0.CO;2-0 [pii].

[2] Ichihara S, Inada Y, Nakamura T. Tubos de nervos artificiais e sua aplicação na reparação de lesões de nervos periféricos: uma atualização dos conceitos actuais. Injury 2008;39:29-39. doi:10.1016/j.injury.2008.08.029.

[3] Taylor CA, Braza D, Rice JB, Dillingham T. The incidence of peripheral nerve injury in extremity trauma. Am J Phys Med Rehabil 2008;87:381-5. doi:10.1097/PHM.0b013e31815e6370.

[4] Marieb EN, Hoehn K. Anatomia e fisiologia humanas. Pearson Education; 2007.

[5] Ydens E, Lornet G, Smits V, Goethals S, Timmerman V, Janssens S. O papel neuroinflamatório das células de Schwann na doença. Neurobiol Dis 2013;55:95-103. doi:10.1016/j.nbd.2013.03.005.

[6] Barrett KE, Brooks H, Boitano S, Susan B. Ganong's review of medical physiology. 23ª ed. The McGraw-Hill Companies, Inc; 2010.

[7] Martini F, Timmons MJ, Tallitsch RB, Ober WC. Human anatomy. 7ª ed., São Francisco, PA. São Francisco, PA: Pearson/Benjamin Cummings; 2011.

[8] Mantyh PW. Cancer pain and its impact on diagnosis, survival and quality of life (A dor do cancro e o seu impacto no diagnóstico, sobrevivência e qualidade de vida). Nat Rev Neurosci 2006;7:797-809. doi:10.1038/nrn1914.

[9] Lee SK, Wolfe SW. Lesão e reparação de nervos periféricos. J Am Acad Orthop Surg 1999;8:243-52.

[10] Pfister BJ, Gordon T, Loverde JR, Kochar AS, Mackinnon SE, Cullen DK. Estratégias de engenharia biomédica para reparação de nervos periféricos: aplicações cirúrgicas, estado da arte e desafios futuros. Crit Rev Biomed Eng 2011;39:81-124. doi:10.1615/CritRevBiomed Eng.v39.i2.20.

[11] Burnett MG, Zager EL. Pathophysiology of peripheral nerve injury: a brief review. Neurosurg Focus 2004;16:E1. doi:10.3171/foc.2004.16.5.2.

[12] Chen Z-L, Yu W-M, Strickland S. Regeneração periférica. Annu Rev Neurosci 2007;30:209-33. doi:10.1146/annurev.neuro.30.051606.094337.

[13] Menorca RMG, Fussell TS, Elfar JC. Fisiologia do nervo. Mecanismos de lesão e recuperação. Hand Clin 2013;29:317-30. doi:10.1016/j.hcl.2013.04.002.

[14] Deal DN, Griffin JW, Hogan M V. Nerve Conduits for Nerve Repair or Reconstruction [Condutas nervosas para reparação ou reconstrução de nervos]. J Am Acad Orthop Surg 2012;20:6.

[15] Yun D, Famili A, Lee YM, Jenkins PM, Freed CR, Park D. Poli (serinol hexametileno ureia) biomimético para promoção do crescimento e orientação de neurites. J Biomater Sci Polym Ed 2014;25:354-69. doi:10.1080/09205063.2013.861170.

[16] Jenkins PM, Laughter MR, Lee DJ, Lee YM, Freed CR, Park D. Um conduto de orientação nervosa com pistas topográficas e bioquímicas: aplicação potencial usando células-tronco neurais humanas. Nanoscale Res Lett 2015;10:972. doi:10.1186/s 11671-015-0972-6.

[17] Lundborg G. Nerve injury and repair - a challenge to the plastic brain. J Peripher Nerv Syst 2003;8:209-26.

[18] Daly WT, Knight AM, Wang H, de Boer R, Giusti G, Dadsetan M, et al. Comparação e caraterização de múltiplos condutos de biomateriais para reparação de nervos periféricos. Biomaterials 2013;34:8630-9. doi:10.1016/j.biomaterials.2013.07.086.

[19] Siemionow M, Brzezicki G. Capítulo 8: Técnicas e conceitos actuais na reparação de nervos periféricos. Int Rev Neurobiol 2009;87:141-72. doi:10.1016/s0074-7742(09)87008-6.

[20] Kang SB, Ju YM, Lee SJ, Atala A, Yoo JJ. Recuperação funcional do músculo desnervado por neurotização usando canais de orientação nervosa. J Tissue Eng Regen Med 2013. doi:10.1002/term.1696.

[21] Sameem M, Wood TJ, Bain JR. Uma revisão sistemática sobre a utilização de cola de fibrina para a

reparação de nervos periféricos. Plast Reconstr Surg 2011;127:2381-90. doi:10.1097/PRS.0b013e3182131cf5.

[22]   Colen KL, Choi M, Chiu DTW. Enxertos e condutos de nervos. Plast Reconstr Surg 2009;124:e386- 94. doi:10.1097/PRS.0b013e3181bf8430.

[23]   Terzis JK, Kostopoulos VK. Enxertos nervosos vascularizados e fáscia vascularizada para a reconstrução nervosa da extremidade superior. Hand 2010;5:19-30. doi:10.1007/s11552-009-9189-4.

[24]   Moore AM, Ray WZ, Chenard KE, Tung T, Mackinnon SE. Nerve allotransplantation as it pertains to composite tissue transplantation. Hand 2009;4:239-44. doi:10.1007/s11552-009- 9183-x.

[25]   Griffin JW, Hogan M V, Chhabra a B, Deal DN. Reparação e reconstrução de nervos periféricos. J Bone Joint Surg Am 2013;95:2144-51. doi:10.2106/JBJS.L.00704.

[26]   Tajima K, Tohyama K, Ide C, Abe M. Regeneração através de aloenxertos nervosos no macaco cynomolgus (Macaca fascicularis). J Bone Joint Surg Am 1991;73:172-85.

[27]   Kehoe S, Zhang XF, Boyd D. Condutas de orientação e invólucros aprovados pela FDA para lesões de nervos periféricos: Uma revisão dos materiais e da eficácia. Injury 2012;43:553-72. doi:10.1016/j.injury.2010.12.030.

[28]   Di Summa PG, Kalbermatten DF, Pralong E, Raffoul W, Kingham PJ, Terenghi G. Regeneração in vivo a longo prazo de nervos periféricos através de enxertos nervosos de bioengenharia. Neuroscience 2011;181:278-91. doi:10.1016/j.neuroscience.2011.02.052.

[29]   De Ruiter GC, Spinner RJ, Malessy MJA, Moore MJ, Sorenson EJ, Currier BL, et al. Precisão da regeneração do axónio motor através de tubos nervosos de autoenxerto, de lúmen único e multicanais de poli (ácido lático-co-glicólico). Neurosurgery 2008;63:144-53. doi:10.1227/01.NEU.0000335081.47352.78.

[30]   Schnell E, Klinkhammer K, Balzer S, Brook G, Klee D, Dalton P, et al. Orientação da migração de células gliais e crescimento axonal em nanofibras electrospun de poli-epsilon-caprolactona e uma mistura de colagénio/poli-epsilon-caprolactona. Biomaterials 2007;28:3012-25. doi:10.1016/j.biomaterials.2007.03.009.

[31]   Taras JS, Nanavati V, Steelman P. Condutas nervosas. J Hand Ther 2005;18:191-7. doi:10.1197/j.jht.2005.02.012.

[32]   Gu X, Ding F, Yang Y, Liu J. Construção de enxertos nervosos com engenharia de tecidos e sua aplicação na regeneração de nervos periféricos. Prog Neurobiol 2011;93:204-30. doi:10.1016/j.pneurobio.2010.11.002.

[33]   Huang YC, Huang YY. Biomateriais e estratégias para a regeneração de nervos. Artif Organs 2006;30:514-22. doi:10.1111/j.1525-1594.2006.00253.x.

[34]   Allmeling C, Jokuszies A, Reimers K, Kall S, Vogt PM. Utilização de fibras de seda de aranha como material inovador numa conduta de nervo artificial biocompatível. J Cell Mol Med 2006;10:770-7. doi:10.1111/j .1582-4934.2006.tb00436.x.

[35]   She Z, Zhang B, Jin C, Feng Q, Xu Y. Preparação e degradação in vitro de um andaime tridimensional poroso de fibroína de seda/quitosana. Polym Degrad Stab 2008;93:1316-22. doi:10.1016/j .polymdegradstab.2008.04.001.

[36]   Kokai LE, Lin YC, Oyster NM, Marra KG. Difusão de factores solúveis através de guias nervosos de polímeros degradáveis: Controlo dos parâmetros de fabrico. Ata Biomater 2009;5:2540-50. doi:10.1016/j.actbio.2009.03.009.

[37]   Deng M, Chen G, Burkley D, Zhou J, Jamiolkowski D, Xu Y, et al. Um estudo sobre o comportamento de degradação in vitro de um monofilamento de poli(glicolida-co-lactídeo). Ata Biomater 2008;4:1382-91. doi:10.1016/j.actbio.2008.03.011.

[38]   Schaffner P, Dard MM. Structure and function of RGD peptides involved in bone biology (Estrutura e função dos péptidos RGD envolvidos na biologia óssea). Cell Mol Life Sci 2003;60:119-32. doi:10.1007/s000180300008.

[39]   Shin H, Jo S, Mikos AG. Materiais biomiméticos para a engenharia de tecidos. Biomaterials 2003;24:4353-64. doi:10.1016/S0142-9612(03)00339-9.

[40]   Van der Flier A, Sonnenberg A. Function and interactions of integrins. Cell Tissue Res 2001;305:285-

98. doi:10.1007/s004410100417.

[41]   Shin H, Jo S, Mikos AG. Modulation of marrow stromal osteoblast adhesion on biomimetic oligo[poly(ethylene glycol) fumarate] hydrogels modified with Arg-Gly-Asp peptides and a poly(ethylene glycol) spacer. J. Biomed. Mater. Res., vol. 61, 2002, p. 169-79. doi:10.1002/jbm.10193.

[42]   LeBaron RG, Athanasiou KA. Peptídeos de adesão celular à matriz extracelular: aplicações funcionais em materiais ortopédicos. Tissue Eng 2000;6:85-103. doi:10.1089/107632700320720.

[43]   Lagunas A, Comelles J, Martínez E, Prats-Alfonso E, Acosta GA, Albericio F, et al. Adesão celular e formação de contactos focais em gradientes moleculares RGD lineares: Estudo dos efeitos da dependência não linear da concentração. Nanomedicina Nanotecnologia, Biol Med 2012;8:432-9. doi:10.1016/j.nano.2011.08.001.

[44]   Rangappa N, Romero A, Nelson KD, Eberhart RC, Smith GM. Os filamentos de poli(L-lactídeo) revestidos com laminina induzem um crescimento robusto de neurites ao mesmo tempo que proporcionam uma orientação direcional. J Biomed Mater Res 2000;51:625-34. doi:10.1002/1097-4636(20000915)51:4<625::AID-JBM10>3.0.C0;2-U.

[45]   Ahmed Z, Underwood S, Brown RA. Material de guia de nervos feito de fibronectina: avaliação das propriedades in vitro. Tissue Eng 2003;9:219-31. doi:10.1089/107632703764664693.

[46]   Jeffries EM, Wang Y. Incorporação de fibras electrospun paralelas para uma melhor orientação topográfica em guias nervosos 3D. Biofabrication 2013;5:035015. doi:10.1088/1758-5082/5/3/035015.

[47]   Ma PX, Zhang R. Arquitetura microtubular de estruturas de polímeros biodegradáveis. J Biomed Mater Res 2001;56:469-77. doi:10.1002/1097-4636(20010915)56:4<469::AID- JBM1118>3.0.CO;2-H.

[48]   De Ruiter GC, Onyeneho IA, Liang ET, Moore MJ, Knight AM, Malessy MJA, et al. Métodos para a caraterização in vitro de tubos nervosos multicanais. J Biomed Mater Res - Part A 2008;84:643-51. doi:10.1002/jbm.a.31298.

[49]   Gordon T. O papel dos factores neurotróficos na regeneração dos nervos. Neurosurg Focus 2009;26:E3. doi:10.3171/F0C.2009.26.2.E3.

[50]   Boyd JG, Gordon T. Neurotrophic factors and their receptors in axonal regeneration and functional recovery after peripheral nerve injury. Mol Neurobiol 2003;27:277-324. doi:10.1385/MN:27:3:277.

[51]   Zhang JY, Luo XG, Xian CJ, Liu ZH, Zhou XF. O BDNF endógeno é necessário para a mielinização e regeneração do nervo ciático lesionado em roedores. Eur J Neurosci 2000;12:4171-80. doi:10.1046/j.1460-9568.2000.01312.x.

[52]   Yin Q, Kemp GJ, Yu LG, Wagstaff SC, Frostick SP. A neurotrofina-4 administrada por cola de fibrina promove a regeneração dos nervos periféricos. Muscle and Nerve 2001;24:345-51. doi:10.1002/1097-4598(200103)24:3<345::AID-MUS1004>3.0.C0;2-P.

[53]   Fine EG, Decosterd I, Papaloïzos M, Zurn AD, Aebischer P. GDNF e NGF libertados por canais de orientação sintéticos apoiam a regeneração do nervo ciático através de um longo intervalo. Eur J Neurosci 2002;15:589-601. doi:10.1046/j.1460-9568.2002.01892.x.

[54]   Zhang J, Lineaweaver WC, Oswald T, Chen Z, Chen Z, Zhang F. Fator Neurotrófico Ciliar para Aceleração da Regeneração de Nervos Periféricos: Um estudo experimental. J Reconstr Microsurg 2004;20:323-7. doi:10.1055/s-2004-824891.

[55]   Midha R, Munro CA, Dalton PD, Tator CH, Shoichet MS. Aumento do fator de crescimento na regeneração de nervos periféricos através de um novo tubo de hidrogel sintético. J Neurosurg 2003;99:555-65. doi:10.3171/jns.2003.99.3.0555.

[56]   Wang S, Cai Q, Hou J, Bei J, Zhang T, Yang J, et al. Efeito de aceleração do fator de crescimento de fibroblastos básicos na regeneração do nervo periférico através de um intervalo de 15 mm. J Biomed Mater Res A 2003;66:522-31. doi:10.1002/jbm.a.10008.

[57]   Geller HM, Fawcett JW. Building a bridge: engineering spinal cord repair (Construindo uma ponte: engenharia de reparação da medula espinhal). Exp Neurol 2002;174:125-36. doi:10.1006/exnr.2002.7865.

[58]   Bunge MB. Áreas de lesão em ponte na medula espinhal. Neuroscientist 2001;7:325-39.

[59]   Vrbova G, Mehra N, Shanmuganathan H, Tyreman N, Schachner M, Gordon T. Comunicação química entre axónios motores em regeneração e células de Schwann na via de crescimento. Eur J Neurosci 2009;30:366-75. doi:10.1111/j.1460-9568.2009.06847.x.

[60]   Schuldiner M, Eiges R, Eden A, Yanuka O, Itskovitz-Eldor J, Goldstein RS, et al. Induced neuronal differentiation of human embryonic stem cells. Brain Res 2001;913:201-5. doi:10.1016/S0006-8993(01)02776-7.

[61]   Cui L, Jiang J, Wei L, Zhou X, Fraser JL, Snider BJ, et al. O transplante de células estaminais embrionárias melhora a reparação do nervo e a recuperação funcional após axotomia grave do nervo ciático em ratos. Stem Cells 2008;26:1356-65. doi:10.1634/stemcells.2007-0333.

[62]   Guo BF, Dong MM. Aplicação de células estaminais neurais em nervo artificial com engenharia de tecidos. Otolaryngol - Head Neck Surg 2009;140:159-64. doi:10.1016/j.otohns.2008.10.039.

[63]   Munoz-Elias G, Woodbury D, Black IB. Marrow stromal cells, mitosis, and neuronal differentiation: stem cell and precursor functions. Stem Cells 2003;21:437-48. doi:10.1634/stemcells.21-4-437.

[64]   Chen X, Wang XD, Chen G, Lin WW, Yao J, Gu XS. Estudo da diferenciação in vivo de células estromais da medula óssea de ratos em células semelhantes às células de Schwann. Microsurgery 2006;26:111-5. doi:10.1002/micr.20184.

[65]   Keilhoff G, Stang F, Goihl A, Wolf G, Fansa H. Células estaminais mesenquimais transdiferenciadas como terapia alternativa no apoio à regeneração nervosa e à mielinização. Cell Mol Neurobiol 2006;26:1235-52. doi:10.1007/s10571-006-9029-9.

[66]   Subramanian A, Krishnan UM, Sethuraman S. Development of biomaterial scaffold for nerve tissue engineering: Regeneração neural mediada por biomateriais. J Biomed Sci 2009;16:108. doi:10.1186/1423-0127-16-108.

[67]   Schmidt CE, Shastri VR, Vacanti JP, Langer R. Stimulation of neurite outgrowth using an electrically conducting polymer. Proc Natl Acad Sci U S A 1997;94:8948-53. doi:10.1073/pnas.94.17.8948.

[68]   Llorens E, Armelin E, Pérez-Madrigal MDM, del Valle LJ, Alemán C, Puiggalí J. Nanomembranas e nanofibras de polímeros condutores biodegradáveis. vol. 5. 2013. doi:10.3390/polym5031115.

[69]   Yoshimoto H, Shin YM, Terai H, Vacanti JP. Um andaime de nanofibras biodegradáveis por electrospinning e o seu potencial para a engenharia de tecidos ósseos. Biomaterials 2003;24:2077-82. doi:10.1016/S0142-9612(02)00635-X.

[70]   Panseri S, Cunha C, Lowery J, Del Carro U, Taraballi F, Amadio S, et al. Tubos de micro e nanofibras electrospun para regeneração nervosa funcional em transecções do nervo ciático. BMC Biotechnol 2008;8:39. doi:10.1186/1472-6750-8-39.

[71]   Li D, Xia Y. Electrospinning of nanofibers: Reinventando a roda? Adv Mater 2004;16:1151- 70. doi:10.1002/adma.200400719.

[72]   Xie J, MacEwan MR, Schwartz AG, Xia Y. Nanofibras electrospun para engenharia de tecidos neurais. Nanoscale 2010;2:35-44. doi:10.1039/b9nr00243j.

[73]   Geuna S. O modelo de lesão do nervo ciático na investigação pré-clínica. J Neurosci Methods 2015;243:39-46. doi:10.1016/j.jneumeth.2015.01.021.

[74]   Bain JR, Mackinnon SE, Hunter DA. Avaliação funcional de lesões completas do nervo ciático, peroneal e tibial posterior no rato. Plast Reconstr Surg 1989;83:129-38.

[75]   Sarikcioglu L, Demirel BM, Utuk a. Análise do trajeto da marcha: Um método de avaliação da recuperação funcional após lesão do nervo ciático no rato. Folia Morphol (Warsz) 2009;68:1-7.

[76]   Varejao ASP, Cabrita AM, Geuna S, Melo-Pinto P, Filipe VM, Gramsbergen A, et al. Toe out angle: Um índice funcional para a avaliação da recuperação do nervo ciático no modelo do rato. Exp Neurol 2003;183:695-9. doi:10.1016/S0014-4886(03)00208-5.

[77]   De Ruiter GC, Spinner RJ, Alaid AO, Koch AJ, Wang H, Malessy MJA, et al. Análise do movimento do tornozelo por vídeo digital bidimensional para avaliação da função no modelo do nervo ciático do rato. J Peripher Nerv Syst 2007;12:216-22. doi:10.1111/j.1529-8027.2007.00142.x.

[78] Bervar M. Video analysis of standing - an alternative footprint analysis to assess functional loss following injury to the rat sciatic nerve. J Neurosci Methods 2000;102:109-16. doi:10.1016/S0165-0270(00)00281-8.

[79] Deumens R, Jaken RJP, Marcus MAE, Joosten EAJ. A análise da marcha CatWalk na avaliação das alterações dinâmicas e estáticas da marcha após a ressecção do nervo ciático em ratos adultos. J Neurosci Methods 2007;164:120-30. doi:10.1016/j.jneumeth.2007.04.009.

[80] Kim HT, Kim T, Novotny B, Khan N, Aksamit J, Siegel S, et al. Avaliação da hiperalgesia térmica para ratos após lesão da medula espinhal: desenvolvimento de um índice de dor válido e útil. Spine J 2014;14:984-9. doi:10.1016/j.spinee.2013.09.051.

[81] Navarro X, Udina E. Capítulo 6: Métodos e protocolos na investigação experimental da regeneração de nervos periféricos: parte III - avaliação electrofisiológica. Int Rev Neurobiol 2009;87:105- 26. doi:10.1016/S0074-7742(09)87006-2.

[82] Rupp A, Dornseifer U, Fischer A, Schmahl W, Rodenacker K, Jütting U, et al. Avaliação electrofisiológica da regeneração do nervo ciático no rato: os músculos dos membros circundantes aparecem fortemente nos registos do músculo gastrocnémio. J Neurosci Methods 2007;166:266-77. doi:10.1016/j.jneumeth.2007.07.015.

[83] Angius D, Wang H, Spinner RJ, Gutierrez-Cotto Y, Yaszemeski MJ, Windebank AJ, et al. Uma revisão sistemática dos modelos animais utilizados para estudar a regereração do nervo em andaimes de engenharia de tecidos. Biomaterials 2013;33:8034-9. doi:10.1016/j.biomaterials.2012.07.056.A.

[84] Terenghi G. Regeneração de nervos periféricos e factores neurotróficos. J Anat 1999;194 (Pt 1:1-14. doi:10.1046/j.1469-7580.1999.19410001.x.

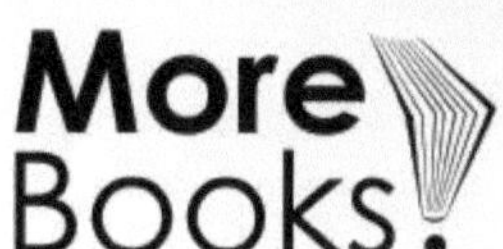

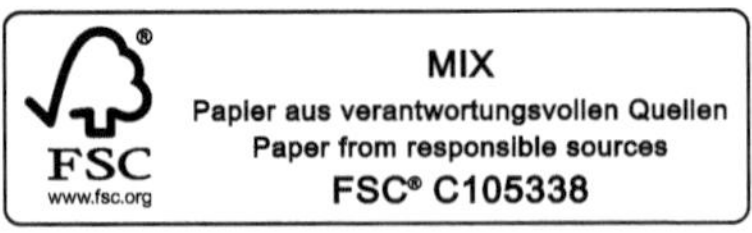

Printed by Books on Demand GmbH, Norderstedt / Germany